MES GRANDS PAS EN GYNÉCOLOGIE

Éthique et pratique médicale

fondée par Richard Moreau
Collection dirigée par Roger Teyssou

La collection « Éthique et pratique médicale » est une tribune qui permet à tous les acteurs du monde de la santé, professionnels, enseignants, administrateurs, économistes et patients d'exposer leurs opinions, de décrire leur expérience et de proposer des solutions aux problèmes posés par une profession en pleine mutation, et ce en toute indépendance et en conformité avec la déontologie et les bonnes pratiques médicales.

Dernières parutions

Sophie GUGLIELMONI, *Soutenir les mineurs isolés face au psychotraumatisme. Une éthique relationnelle à l'aide sociale à l'enfance*, 2024.
Marie-Caroline LAÏ, *Éthique, Intelligence Artificielle et santé. Pour la construction d'un cadre éthique opérationnel*, 2024.
Jacques JAUME et Nathalie RIVIÈRE, *L'Accompagnée*, 2024.
Éric BASEILHAC, *Mythologie du médicament*, 2024.
Mohamed Naceur KRIFI, *L'Homo-cobayeur. Expérimentations médicales inhumaines*, 2024.
Olivier NKULU KABAMBA, *Le cancer et la sorcellerie. Narration d'un malentendu étiologique et clinique en médecine*, 2024.
Jacques JAUME et Nathalie RIVIÈRE, *Voyage au cœur du deuil,* 2023.
Michel BOLLA, *Cancer et parcours de soins, L'odyssée du malade*, 2023.
Olivier NKULU KABAMBA, *La réflexivité dans la relation soignant-soigné. Un regard éthique sur l'empathie*, 2023.
Marc BAUDET, Catherine DAUGAREIL, *Comprendre pour mieux prévenir les maladies cardio-vasculaires. Mieux vaut prévenir que guérir*, 2023.
Padrig MAHE, *Vers un mieux-vivre en EHPAD, Guide pratique pour déployer une Offre d'Activités et d'Animations (OAA)*, 2023.
Jacques MORNAT, *Presque tout sur la médecine en France. Pour mieux comprendre le système de santé*, 2023.

Pierre Marie Tebeu

MES GRANDS PAS EN GYNÉCOLOGIE

Préface de

Jean Lankoande

L'Harmattan

Du même auteur :

Manuel d'initiation à la recherche en santé (2021)

Prise en charge psychosociale et counseling des fistules obstétricales et non-obstétricales (2017)

Techniques chirurgicales des fistules obstétricales et non-obstétricales (2917)

Soins péri-opératoires des fistules obstétricales et non-obstétricales (2016)

Ménopause sans soucis (1997)

5-7, rue de l'École Polytechnique, 75005 Paris
http://www.editions-harmattan.fr
ISBN : 978-2-336-46238-7
EAN : 9782336462387

Chère et tendre épouse

Tu as toujours été ce pilier sans faille
Aussi bien du cheminement professionnel
Que du long quotidien personnel
De celui qui jouit de l'immérité privilège
D'avoir été, par toi, choisi.

Sans la justesse de tes encouragements
Et l'exceptionnelle infime patience
Dont tu as toujours su faire preuve
Mon rêve, ton rêve, notre rêve
D'avancer dans cette aventure
Notre commune passion
Le présent ouvrage
Qui en ce jour voit le jour
N'aurait jamais pu voir le jour.

C'est donc à juste titre que
« Mes grands pas en gynécologie »
T'est dédié, et rien qu'à toi
Et entre autres choses
Pour ce si généreux amour
Pour ta présence toujours présente
Quand bien même
Pour des contraintes d'agenda
Si récurrentes et si contraignantes
Il nous arrive parfois
Plus souvent qu'espéré
De nous retrouver
Si loin l'un de l'autre
« Si loin des yeux… »

REMERCIEMENTS

Cet ouvrage a pu être réalisé grâce à l'implication multiforme de nos chers maîtres, de nos collègues, de nos parents et de nos amis.

Pr Robert Leke (Cameroun) ; Pr Joseph Nelson Fomulu, (Cameroun) ; Pr Jean Marie Kasia, (Cameroun) ; Pr Rene-Xavier Perrin, (Benin) ; Pr Robinson Mbu, (Cameroun) ; Pr Emile Mboudou, (Cameroun) ; Pr Léon Hervé Iloki, (République du Congo) ; Pr Jean-François Meye, (Gabon) ; Pr Gregory Halle Ekane, (Cameroun) ; Pr Clautaire Itoua, (Congo, Brazzaville) ; Pr Abdoulaye Sepou, (Centrafrique) ; Pr Serge Boni (Côte d'Ivoire) ; Pr Amadou Dolo (Mali) ; Pr Jean Lankoande (Burkina Faso) ; Pr Jean Charles Moreau (Sénégal) ; Pr Cheikh Tidiane Cisse (Senegal) ; Pr Akpadza Koffi (Togo) ; Pr Antoine Lokossou (Benin) ; Pr Kone Mamourou (Côte d'Ivoire) ; Pr Simplice Anongba (Côte d'Ivoire) ; Pr Thiéba Blandine (Burkina Faso) ; Pr Apollinaire Horo (Cote d'ivoire) ; Pr Mamadou Lamine Cissé (Sénégal) ; Pr Jean Pierre Ngou Mve Ngou (Gabon) ; Pr Sosthène Mayi-Tsonga (Gabon) ; Pr Ali Ouedraogo (Burkina Faso) ; Pr Charlemagne Oudraego (Burkina Faso) ; Pr Issifou Takpara (Benin) ; Pr Benjamen Houkpatin (Benin) ; Pr Pascal Foumane (Cameroun) ; Pr Serge Pether Antchouet (Gabon) ; Pr Namory Keita (Guinée Conakry) ; Pr Sostene Adisso (Benin) ; Pr Patrick Petignat (Suisse) ; Pr Jean Dupont Kemfang Ngowa (Cameroun) ; Pr Philippe Moreira (Sénégal) ; Pr Elie Nkwabong (Cameroun) ; Pr Vale Mve Koh (Cameroun) ; Dr Clavin Tiyou (Cameroun) ; Pr Antoine Lokossou (Benin) ; Pr Norbert Richard Ngbale (Bangui) ; Pr Foumsou Lhagadang (Tchad) ; Pr Sy Telly (Guinée) ; Pr Justin Lewis Denakpo (Benin) ; Pr Mdi Nayama (Niger) ; Pr Garba Madeleine Niger ; Pr Dohbit Julius (Cameroun) ; Pr Belley Priso (Cameroun) ; Pr Thomas Egbe Obinchemti, (Cameroun) ; Pr Fouedjio Fouolefack Jeanne (Cameroun) ; Pr Tchente Guefack Charlotte (Cameroun) ; Pr Michel Ekono (Cameroun) ; Pr Ngo UM Meka Esther (Cameroun) ; Pr Nana Njamen Théophile, (Cameroun) ; Pr Idi Nafiou, (Niger) ; Pr Noa Ndoua Cyrille (Cameroun) ; Pr Essiben Felix (Cameroun) ; Pr Jemea Bonaventure (Cameroun) ; M. Basile Youmbi, (Cameroun).

Nous ne pouvions certainement pas nommer tous ceux qui nous ont soutenus. Ainsi, nos remerciements vont à l'endroit de toute personne qui a contribué au développement de cet ouvrage et dont le nom n'est pas cité.

PRÉFACE

L'encadrement en milieu hospitalier est fondamental, pour l'acquisition du savoir, du savoir-faire, du savoir-être. L'accompagnement des étudiants en médecine dans la quête des compétences fait face à des difficultés majeures, dont l'insuffisance de manuels d'orientation pédagogiques adaptés. Or, il s'agit, souvent, pour ces apprenants, de la toute première confrontation aux réalités cliniques. Ils sont ainsi appelés à traduire des connaissances acquises des enseignements théoriques et « quasi-pratiques » à la faculté, en « pratiques observables » en milieu de soins, et à faire face à des situations, parfois graves, dont la solution repose fondamentalement sur l'attitude qu'ils auront adoptée, la décision qu'ils auront prise.

De nombreux documents spécialisés sont disponibles ; cependant, force est de constater que certains fondamentaux de la pédagogie clinique sont souvent occultés. Un observateur averti ne peut que constater, pour le déplorer, l'absence de « manuels d'orientation du clinicien en herbe », de « futur médecin », du « jeune médecin en imprégnation de spécialisation ». Il était nécessaire de penser à un guide, un manuel de base d'apprentissage pratique en milieu hospitalier, dans l'unité de gynécologie. *Mes grands pas en gynécologie,* ambitionne de combler cette attente.

Il s'agit d'un outil de facilitation du processus de raisonnement médical et de prise en charge des cas relatifs à la fille/femme de manière générale, et sur le chemin de la procréation, par le « jeune praticien » en milieu clinique.

Mes grands pas en gynécologie, développé en seize sections et cinquante et un chapitres, parcourt les différents champs de la gynécologie, avec un accent particulier sur les signes fonctionnels, physiques, ainsi que le processus d'évaluation clinique. Il propose également « la conduite à tenir » face aux diverses situations cliniques, d'urgence ou chroniques. L'apprenant en gynécologie dispose ici d'un outil de base, pointilleux, pour l'imprégnation clinique, développé en un langage simple, de facile exploitation.

Qu'il me soit permis de rappeler certains termes récurrents dans le document : « conduite à tenir », « prise en charge », « option opérationnelle ». La prise en compte de ces concepts, l'observation des directives proposées par l'auteur, avec la lucidité nécessaire qui permet de tenir compte des particularités, le « cas par cas » si cher au « Maître », permettront au jeune praticien d'œuvrer avec confiance et sérénité.

J'ose espérer que les apprenants sauront bénéficier de cet ouvrage, dont l'honneur de présenter m'échoit, pour mieux se préparer à leur implication à l'apprentissage et à la pratique de la gynécologie, et mieux se préparer aux examens cliniques et aux options opérationnelles.

Qu'il me soit également permis de dire qu'à mon humble avis, *Mes grands pas en gynécologie*, ne saurait être considéré comme exclusivité du « jeune médecin », autrement dit, de débutants, comme pourraient le penser d'aucuns. Partant du postulat selon lequel « qui cesse d'apprendre cesse d'enseigner », je crois pouvoir affirmer aussi qu'en médecine en général, et en gynécologie en particulier, qui cesse d'apprendre devrait cesser de pratiquer, avec la vertigineuse évolution de la technologie et des pratiques, des pathologies à explorer et à prendre en charge. *Mes grands pas en gynécologie* ambitionne d'être un outil d'apprentissage de référence au quotidien, d'autant plus que les illustrations judicieusement choisies (41 tableaux et 20 figures) en facilitent la conceptualisation.

Je me dois de rendre un hommage, plus que mérité, au Pr Pierre Marie Tebeu, pour m'avoir fait l'honneur de me choisir pour préfacer un tel ouvrage, et surtout pour avoir su doter l'apprentissage et la pratique de la gynécologie, de cet outil particulièrement utile, ce « livre de chevet », compagnon inséparable en gynécologie, du futur médecin, du jeune médecin, et du médecin chevronné.

Et vous, vous avez la latitude, le privilège devrais-je dire, de pouvoir compter sur cette bibliothèque, car plus qu'un ouvrage, *Mes grands pas en gynécologie*, en est une, en milieux académique et hospitalier, et chacune des sections, chacun des chapitres, un rayon. Sachons en faire bon usage dans notre formation, dans notre imprégnation en milieu professionnel, dans notre quête de recyclage pour la pratique quotidienne, pour le bien-être de la femme et éventuellement du bébé, et par ricochet, de la famille et de la société.

Jean Lankoande
Professeur titulaire de gynécologie-obstétrique
Ancien chef de département de gynécologie-obstétrique
Université Joseph Ki-Zerbo, de Ouagadougou BURKINA FASO

AVANT-PROPOS

L'objectif de cet ouvrage est de guider les étudiants en médecine à travers les différentes étapes du raisonnement médical en gynécologie. En effet, la démarche diagnostique en gynécologie est particulièrement complexe en raison des nombreux symptômes et des pathologies spécifiques à cette discipline.

Ainsi, grâce aux précieux conseils et recommandations des enseignants et des praticiens chevronnés, les lecteurs pourront acquérir des compétences nécessaires pour aborder et traiter efficacement les problèmes gynécologiques qu'ils seront amenés à rencontrer dans leur pratique médicale.

De la consultation initiale à l'interprétation des examens complémentaires en passant par l'établissement d'un diagnostic différentiel et la prise en charge thérapeutique, ce manuel couvre l'ensemble des aspects du raisonnement médical en gynécologie. L'utilisateur lecteur y trouvera des exemples concrets de cas cliniques, des conseils pour améliorer l'écoute et l'empathie envers les patientes, ainsi que des astuces pour optimiser la pratique médicale au quotidien.

Par ailleurs, cet ouvrage insiste également sur l'importance du savoir-être en gynécologie. En effet, il est primordial pour tout professionnel de santé d'être à l'écoute de la patiente, de respecter leur intimité et leur dignité, et de les accompagner tout au long de leur parcours de soins. Le respect et la bienveillance sont des valeurs essentielles à cultiver dans la relation médecin-patient, particulièrement dans le domaine de la Gynécologie où la sensibilité des sujets abordés demande une attention toute particulière.

« Mes grands pas en gynécologie » se veut un ouvrage complet, pratique et accessible à tous ceux qui souhaitent perfectionner leurs connaissances et leurs compétences en matière de raisonnement médical en Gynécologie. Nous espérons qu'il saura répondre aux attentes et aux besoins des lecteurs, et qu'il constituera un outil précieux dans la formation et la pratique quotidienne des professionnels de santé.

Pr Tebeu Pierre Marie

Gynécologue-obstétricien, médecin de Santé publique,
Professeur titulaire, agrégé du CAMES,
Directeur général du Centre inter-États d'enseignement supérieur en santé publique d'Afrique Centrale (CIESPAC.
Ancien chef de service de gynécologie-obstétrique du CHU de Yaoundé-Cameroun.

AREVIATIONS, SIGLES, ACRONYMES ET SYMBOLES

A : Anamnèse/année
AA : Acide acétique
AC : Anamnèses et clinique
ACP : Anamnèse, clinique et paraclinique
ACTH : Adrenocorticotropic hormone
AFI : Amniotic fluid index
AFU : Association française d'Urologie
AINS : Anti-inflammatoire non stéroïdien
AIS : Androgen Insensibility Syndrome
ALAT : Alanine aminotransférase
ANC : Antenatal Care
APGAR : American Pediatric Gross Assessment Record
ARB : Agénésie rénale bilatérale
ARV : Antirétroviral
AS : Asherman's syndrome
ASAT : Aspartate aminotransférase
ATB : Antibiotique
ATCD : Antécédent
AVB : Accouchement par voie basse
AVK : Antivitamines K
B : Biologique
BDC : Battements du cœur
BDCF : Battements du cœur fœtal
BHA : Bruit hydroaérique
BHCG : Gonadotrophine chorionique humaine
BIP : Bipariétal
Bpm : Battement
C : Clinique
CBR : Clinique Biologique Radiologique
CA : Circonférence abdominale
CAT : Conduite à tenir
CBR : Clinique Biologique Radiologique
CCVF : Contraception chirurgicale volontaire féminine
CCVM : Contraception chirurgicale volontaire masculine
CDD : Comportements dopamine-dépendants
Chap. : Chapitre
CHU : Centre hospitalier et universitaire

CIN : Cervical Intraepithelial Neoplasia
CIVD : Coagulation intravasculaire disséminée
CMF : Cyclophosphamides, méthotrexate, fluorouracile
CMV : Cytomégalovirus
Co. : Comprimé
COC : Contraceptifs oraux combinés
CPN : Consultation prénatale/Contact prénatal
CRAP : Coefficient de Risque d'accouchement prématuré
CREST : Calcinose cutanée, phénomène de Raynaud, dysfonction œsophagienne, sclérodactylie, et télangiectasies
CRO : Compte rendu opératoire
CRP : C-reactive protein
CS : Cesarean Section/Césarienne
CST : Contractions Stress Tess
CTG : Cartographie
CU : Césarienne d'urgence/Contractions utérines
DCI : Dénomination commune internationale
DCP : Disproportion céphalopelvienne
DDR : Date de dernières règles
DHS : Demographic Health Survey
DID : Dissociative Identity Disorder
DIU : Dispositif intra-utérin
DOP : Dystrophie ovarienne polykystique
DP : Déchirure du périnée
DPA : Date probable d'accouchement
DPRP : Diamètre promonto-rétro-pubien
DS : Détroit supérieur
DTG : Transposition des gros vaisseaux
DTM : Diamètre transverse médian
ECBU : Examen cytobactériologique des urines
ECOG : Eastern Cooperative Oncology Group
ECT : Électroconvulsivothérapie
EDS : Enquête démographique et de Santé
EG : État général
EIE : Examen Immunoenzymatique
ELISA : Enzyme Link Immuno Sorbent Assay
EmOC : Emergency Obstetric Care
EPI : Expanded Program of Immunization
EPI-Info : Information for Epidemiologist
ERF : Examen de réactivité fœtale
FAC : Fluorouracile, Adriamycine, Cyclophosphamide
FC : Fréquence cardiaque
FCP : Fausse couche précoce
FCS : Frissons, chaleur, sueur
FEC : Fluorouracile, Epirubicine, Cyclophosphamide
FGD : Fistule génito-digestive

FGNO : Fistule génitale non obstétricale
FGU : Fistule génito-urinaire
FID : Fosse iliaque droite
FIG : Fosse iliaque gauche
FIGO : Fédération internationale de gynécologie et d'obstétrique
FO : Fistule obstétricale
FR : Fréquence respiratoire
FRV : Fistule recto-vaginale
FVV : Fistule vésico-vaginale
GATPA : Gestion active de la 3e période d'accouchement
GFMER : Geneva Foundation for Medical Education and Research
GOT : Glutamic oxalic transaminase
GPT : Glutamic pyruvic transaminase
GS : Groupe sanguin
GTP : Grossesse terminée précocement
HB : Hémoglobine
HBPM : Héparines de bas poids moléculaire
HBS : Hémoglobine S
HCY : Hôpital Central de Yaoundé
HD : Hémorragie de délivrance
HELLP : H (Haemolysis), EL (Elevated Liver enzyme), LP (Low Platelet count)
HIV : Human Immunodeficiency Virus
HPP : Hémorragie du post-partum
HPPI : Hémorragie du post-partum immédiat
HPPP : Hémorragie du post-partum précoce
HPPPP : Hémorragie persistante du post-partum
HPV : Human PapillomaVirus
HRP : Hématome rétroplacentaire
HRT : Hormone replacement therapy
HSDD : Hypoactive sexual desire disorder
HTA : Hypertension artérielle
HTAP : Hypertension artérielle pulmonaire
HU : Hauteur utérine
HUG : Hôpitaux Universitaires de Genève
HVB : Hépatite virale B
i. e : C'est-à-dire
IC : Intervalle de confiance
ICF : Immunodeficiency, Centromeric region instability, Facial anomalies
ICR : Indice Coloscopique de Reid
IF : Inhibiteur de fusion
Ig : Immunoglobuline
IgG Immunoglobuline G
IgM : Immunoglobuline M
II : Inhibiteurs de l'intégrase
ILA : Indice du liquide amniotique

IM : Indice de Magnin/Intramusculaires
IMC : Indice de masse corporelle
INNTI Inhibiteurs non nucléosidiques de la transcriptase inverse
INS Institut national de la statistique
INTI Inhibiteur nucléosidique de la transcriptase inverse
IP Inhibiteur de la protéase virale
ISG L'interruption sélective de grossesse
IST : Infection sexuellement transmissible
ITG : Interruption thérapeutique de la grossesse
IV : Intraveineux
IVA : Inspection visuelle après application d'acide acétique
IVL : Inspection visuelle après application du Lugol
j : Jour
LA : Long-acting
LBT : Ligature bilatérale des trompes
M : Mois
MAMA : Méthode de l'allaitement maternel et de l'aménorrhée
MAP : Menace d'accouchement prématuré
Mavi : Marges — acide acétique — vaisseaux — iode
MC : Maladie de Crohn
mcg : Microgramme
MDG : Millennium Development Goals
MFIU : Mort fœtale intra-utérine
MIP : Maladie inflammatoire pelvienne
MoH : Ministry of Health
MRKS : Mayer-Rokitansky-Kuster Syndrom
MSP : Ministère de la Santé publique
MTEV : Maladie thrombo-embolique veineuse
NN : Nouveau-né
NP : Non précisé
NR : Non réactif
NST : Non-Stress Test
NSV : Nausée et vomissements sévères
NYHA : New York Heart Association
OAP : Œdème aigu du poumon
OF : Obstetric Fistula
OMD : Objectif du millénaire pour le développement
OMPK : Ovaire micropolykystique
OMS : Organisation mondiale de la santé
P : Paraclinique/pathologique
PCEA : Patient-controlled epidural analgesia
PCR : Polymerase Chain Reaction
PDF : Produit de dégradation de la fibrine
PE : Prééclampsie
PEC : Prise en charge
PEV : Programme élargi de vaccination

PN : Polynucléaire
PO : Polykystose ovarienne
PP : Placenta prævia
PRP : Promonto – Retro – Patient
PTME : Prévention de la transmission mère-enfant
PV : Prélèvement vaginal
QI : Quotient d'intelligence
R : **Radio**/radiologie/radiologique
Radio : Radiologie/radiologique
RCF : Rythme cardiaque fœtal
RCIU : Retard de croissance intra-utérin
RGO : Reflux gastro-œsophagien
RGTAC : Respiratoires, mouvements globaux, tonicité, rythme cardiaque liquide amniotique
RH : Releasing hormone
Rh : Rhésus
RIM : Rupture intempestive des membranes
R-NST : Réactif Non-Stress Test
ROR : Rubéole-Oreillon-Rougeole
RP : Radiographie pulmonaire
RPC : Réaction de polymérisation en chaîne
RPM : Rupture prématurée des membranes
RPPM : Rupture prématurée et prolongée de membrane
RU : Rupture utérine
SA : Semaine d'aménorrhée
SAA : Soins après avortement
SAG : Semaine d'aménorrhée gravidique
SAGO : Société africaine des gynécologues et obstétriciens
SAT : Sérum antitétanique
SATD : Sérum antitétanique
SF : Signe fonctionnel/souffrance fœtale
SFA : Souffrance fœtale aiguë
Sec. Section
SFC : Souffrance fœtale chronique
SG : Semaine de gestation/de gravidité/de grossesse
SNC : Système nerveux central
SOMPK : Syndrome des ovaires micropolykystiques
SONEU : Soins obstétricaux et néonataux d'urgence
SOPK : Syndrome des ovaires polykystiques
SP : Signe physique
SPC : Signe paraclinique
SS : Souffle systolique
ST : Stress Test
SUAD : Sonde urinaire à demeure
TA : Tension artérielle

T-ACP : Terrain anamnèse — clinique — paraclinique
TAD : Tension artérielle diastolique
TAS : Tension artérielle systolique
TCA : Temps de céphaline activée
TCK : Temps de céphaline kaolin
TDM : Tomodensitométrie.
TDR : Test de diagnostic rapide
TDS : Trouble de désir sexuel
TEC : Test d'effort de contraction
TEV : Thromboembolie veineuse
TFS : Transfusion sanguine
TM : Transversal médian
TME : Transmission mère-enfant
TP : Taux de prothrombine
TPC : Test post-coïtal
TPI : Traitement préventif intermittent
TR : Toucher rectal
Ttg : Tumeur trophoblastique gestationnelle
TV : Toucher vaginal
UI : Unité internationale
UIV : Urographie intraveineuse
UNFPA : United Nations Population Fund
UNI : Unité de soins intensifs
VAT : Vaccin antitétanique
VIH : Virus de l'immunodéficience humaine
VS : Vitesse de sédimentation
Vs : Versus
WHO : World Health Organisation

SOMMAIRE

LISTE DES TABLEAUX

LISTE DES FIGURES

INTRODUCTION

Développé en vue de la facilitation du processus de raisonnement médical, et de prise en charge des cas en gynécologie par le jeune et/ou moins jeune praticien. *Mes grands pas en gynécologie*, se décline en 51 chapitres, regroupés en seize *sections*.

La *première section* présente le concept ACP, qu'il définit et en retrace le processus *(Chap. 1)*, en précise l'utilisation *(Chap 2)*.

La *section II, constituée de quatre chapitres, (3-6)*, traite des « *Signes* fonctionnels », première étape du cheminement diagnostique en gynécologie, avec une attention particulière sur les douleurs (Chap. 3), le saignement susceptible d'alerter (Chap. 4 & 5), et autres indications de préoccupation plus ou moins incommodantes, décrites par la patience (Chap. 6).

La *section III*, constituée de trois chapitres (7-9) est consacrée aux étapes concrètes du cheminement diagnostique en gynécologie, avec un accent particulier sur le « *Matériel d'observation* » (*Chap. 7*), la « *Conduite de l'observation clinique* » (Chap. 8), et l'observation en hospitalisation (Chap. 9).

Les sections IV à IX, constituées d'un chapitre unique chacune, présentent respectivement les signes gynécologiques susceptibles d'alerter (Sec. IV, Chap. 10), les « *Syndromes en gynécologie* » *(Section V, Chap. 11)*, le plus souvent à l'origine des hypothèses, dont une analyse poussée permettra de confirmer éventuellement la pathologie (Sec. VI, Chap. 12), des « *Manouvres* » (Sec. VII, Chap. 13), des « *Indices* » (Sec. XIII, Chap. 14) et autres « *Sores* » (Sec. XI, Chap.15), dont la maîtrise contribue à cheminer vers un diagnostic exact.

La section X, constituée de deux chapitres, traite de deux concepts de santé publique en gynécologie : les « Soins après avortement » (Chap. 16) et les conduites contraceptives (Chap. 17).

La section XI, regroupement de quatre chapitres, s'intéresse aux hémorragies du premier trimestre de la grossesse (Chap. 18), à l'avortement septique (Chap. 19), à la prise en charge médicale de la grossesse extra-utérine (Chap. 20), aux chocs hypovolémique et septique (Chap. 21 & 22 respectivement).

Quant à la Section XII, constituée de dix chapitres (23-32), consacrée à la pratique de la chirurgie en gynécologie, elle traite de l'« Information et consentement éclairé » (Chap. 23), des « Soins physiques et psychiques préopératoires » (Chap. 24), de la « Préparation de l'environnement chirurgical » (Chap. 25), du « Compte rendu opératoire » (Chap. 26), des « Antibioprophylaxies en chirurgies » (Chap. 27), des « Infections » (chap. 28-30) de la « Sérovaccination » (Chap. 31) ainsi que de l'« attitude à adopter en cas d'accidents d'exposition ».

La section XIII, entièrement consacrée à certains fléaux gynécologiques aux répercussions biologiques, physiologiques, psychologiques, socioéconomiques incalculables, que sont les fistules, s'articule autour de six chapitres (33-38) avec une attention particulière sur l'attitude à adopter face aux différents cas de figure (Chap. 33-38).

La section XIV, constituée d'un seul chapitre (39), traite des préoccupations plus ou moins pathologiques, avec une attention particulière sur des « *Affections de dénomination essentiellement anthroponymiques* ».

La *Session XV, structurée en sept chapitres (40-46)*, s'occupe des « *Cancers gynécologiques* », malheureusement bien nombreux. Ils sont listés et méticuleusement étudiés. Trois des sept chapitres (41-47) sont consacrés au *Cancer du col* : *Dépistage*/étapes diagnostiques, classifications et pronostic (Chap. 40), « *Conduite à tenir* » aux différents stages (précoce, chap. 41, et *avancé,* Chap. 42). Ensuite sont détaillés les « *cancers du Sein* » (chap. 43), de l'*ovaire* (Chap. 44), de l'« *Endomètre* » (chap. 45) et de la *vulve* (Chap. 46).

La Section XVI, dernière de « Mes grands pas en gynécologie », organisée en cinq chapitres (47-51), traite d'autres préoccupations plus ou moins fastidieuses pour la patiente, et éventuellement pour son entourage : « *Viol* » (Chap. 46), « *Dystrophie ovarienne* » (Chap. 48) « *Fibromes utérins* » (chap. 49), « *Nécrobiose aseptique* » (Chap. 50), « *Maladies inflammatoires pelviennes* » (Chap. 51). Le manuel contient également des illustrations (39 tableaux et 20 figures).

Les annexes présentent un spécimen de « Fiche d'évaluation clinique », un « Indice de Karnofski », ainsi qu'un « Indice ou échelle de performance de l'OMS ».

Mes grands pas en gynécologie, ambitionne d'outiller le gynécologue en formation, débutant ou chevronné, pour mieux affronter les problèmes de gynécologie.

SECTION I

GÉNÉRALITÉS

1.

Concept ACP en gynécologie

1.1. Définition de l'ACP

Le raisonnement médical est un processus complexe d'exploration de l'état de santé d'une personne à travers l'interrogatoire, l'examen physique et éventuellement, les examens de laboratoire, tous dans une démarche coordonnée et logique afin de poser le diagnostic préalable à toute décision thérapeutique (Higgs and Mark, 2000) (https://www.cairn.info/le-raisonnement-medical-9782130556497.htm).

L'aboutissement heureux du raisonnement médical impose la prise en compte des éléments de l'interrogatoire, de l'examen physique (clinique) et du bilan complémentaire (paraclinique), les trois étapes désignées sous le sigle ACP. Chaque lettre du sigle est l'initiale de l'étape du raisonnement ci-après désigné :

A, pour Anamnèse (interrogatoire) ;

C, pour Clinique (examen clinique) ; et

P, pour : Paraclinique (examen paraclinique).

Le premier temps permet de suspecter, le second permet d'asseoir la suspicion « Hypothèses diagnostiques » et le troisième temps permet de confirmer le diagnostic, ce qui est appelé « diagnostic positif ».

Les hypothèses diagnostiques sont de grande importance ; ce serait donc erroné de croire que le premier diagnostic ne devrait être évoqué qu'après le bilan complémentaire.

La démarche dans le raisonnement médical selon l'ACP suppose une récolte d'informations verbales et physiques à synthétiser afin de générer des hypothèses diagnostiques (diagnostics de présomption) qui vont être discutées, une fois le bilan complémentaire obtenu. Lequel bilan complémentaire est basé sur la hiérarchisation des hypothèses diagnostiques. La discussion fait appel à un jeu de probabilité afin d'en hiérarchiser les hypothèses (De Alencastro *et al.*, 2017).

En absence d'urgence, la conduite thérapeutique sera engagée sans attendre les examens complémentaires, car l'attitude contraire risque de retarder le traitement (Le Maout, 1999).

1.2. Cadre conceptuel général de l'ACP

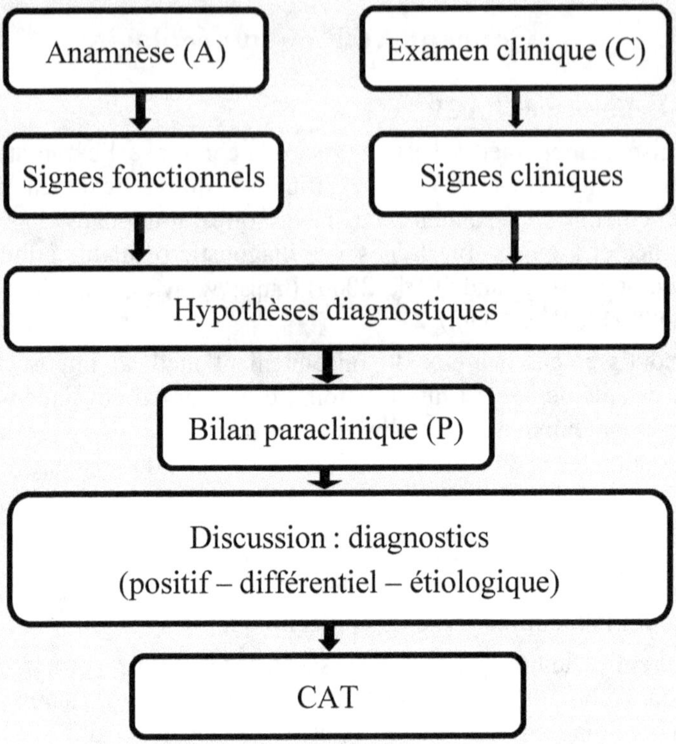

Figure 1. Démarche du raisonnement médical selon l'ACP

La maîtrise du concept ACP est fondamentale pour la prise en charge des différentes pathologies. Face aux signes fonctionnels comme la fièvre, les céphalées, et les douleurs multifocales sur grossesse, l'approche épidémiologique permet de suspecter le paludisme, la pyélonéphrite, l'hépatite virale, etc.

Au cours de l'examen physique, la douleur à la percussion du flanc suggère fortement une pyélonéphrite, même si les autres hypothèses ne sont pas abandonnées.

Les examens complémentaires, dont le test de diagnostic rapide (tdr) du paludisme, l'examen cytobactériologique des urines (ECBU), permettront de préciser le diagnostic (confirmant par exemple une infection urinaire en cas de résultat positif).

2.

Utilisation de l'ACP

Il est important de faire précéder l'ACP d'une description du terrain, pour mieux situer le praticien sur les circonstances de diagnostic. Il s'agit, en d'autres termes, du contexte, qui fait souvent recours aux antécédents. Ainsi le diagnostic sera souvent évoqué en fonction du schéma « Terrain-ACP ».

2.1. ACP en contexte d'urgence

Dans un contexte d'urgence, l'interrogatoire sera orienté plutôt vers les accompagnateurs. C'est le cas de la patiente avec altération de la conscience consécutive à un choc, aux maladies infectieuses à un stade avancé ou à une éclampsie.

En cas d'urgence, nul n'est besoin de bilan paraclinique pour engager un traitement. L'on peut considérer le diagnostic de travail retenu sur la base des deux premières étapes du raisonnement médical (OMS *et al.*, 2005).

Dans un tel contexte, il faudrait toujours initier un traitement selon l'algorithme opérationnel, en attendant les résultats d'examens complémentaires. Ledit traitement peut être à visée symptomatique (antalgiques, antipyrétiques, antispasmodiques et tocolytiques). Il peut également (exceptionnellement) être à visée étiologique (antibiotiques en cas de forte suspicion de maladie inflammatoire pelvienne ; de pyélonéphrite et des anti-palustres en cas de forte suspicion de la malaria). Le schéma ci-après en est une illustration.

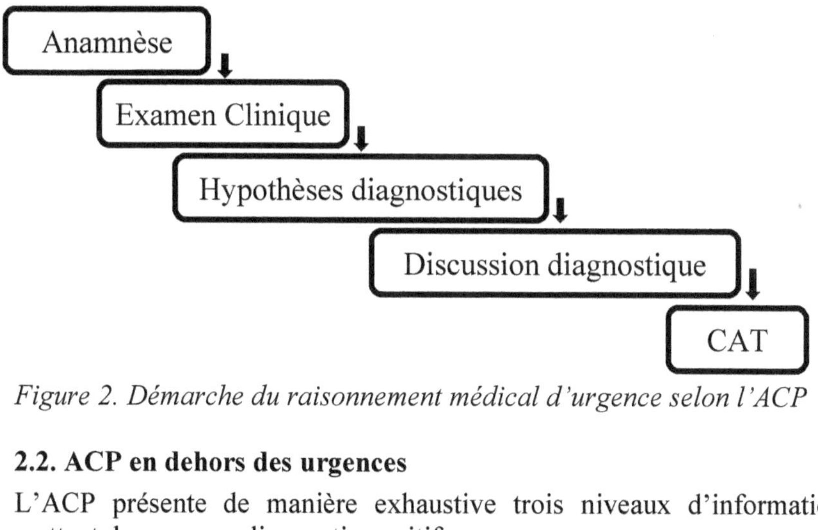

Figure 2. Démarche du raisonnement médical d'urgence selon l'ACP

2.2. ACP en dehors des urgences

L'ACP présente de manière exhaustive trois niveaux d'informations permettant de poser un diagnostic positif.

Ce dernier ne peut être posé qu'après des hypothèses diagnostiques et des examens complémentaires (Le Maout, 1999). Cette démarche est indiquée pour des affections d'évolution latente (algies pelviennes chroniques, masse pelvienne, etc.).

2.2.1. Hypothèses diagnostiques en urgence

Sur la base de l'AC : évoquer les hypothèses diagnostiques.

Aussi, en présence de signe(s) fonctionnel(s) à type d'aménorrhée gravidique de 30 semaines, d'élévation inaugurale des chiffres de tension artérielle à l'examen physique, évoquer des hypothèses diagnostiques suivantes : hypertension artérielle gestationnelle, prééclampsie, prééclampsie surajoutée, etc.

2.2.2. Diagnostic positif en urgence

Sur la base du terme « Terrain-ACP » : évoquer le diagnostic positif et les diagnostics différentiels. Aussi, en présence des signes fonctionnels décrits plus haut (aménorrhée gravidique de 30 semaines, élévation inaugurale des chiffres de tension artérielle à l'examen physique (paragraphe précédent), la protéinurie instantanée positive à 2+ permet de discuter les diagnostics et de retenir la prééclampsie comme diagnostic positif. En cas d'urgence les deux premiers temps permettent déjà d'évoquer les hypothèses diagnostiques, et d'identifier un diagnostic de travail qui est l'hypothèse la plus probable.

2.2.3. Traitement probabiliste

La maîtrise de l'utilisation de la démarche ACP suggère la nécessité de surseoir à certains de ses aspects, pour assurer un traitement probabiliste, qui le plus souvent peut sauver la vie de la mère et de l'enfant, ou du moins éviter des complications plus graves, alors que l'attente systématique des résultats complémentaires aurait été fatale.

SECTION II

SIGNES FONCTIONNELS EN GYNÉCOLOGIE

3.

Douleurs en gynécologie

3.1. Algies pelviennes

Le terme de « douleurs ou algies pelviennes » désigne une sensation de pénibilité entre le promontoire en arrière et la symphyse pubienne en avant. La douleur doit être caractérisée par sa localisation, son type, son intensité, son irradiation et son rythme (Lansac *et al.*, 2007a). La douleur pelvienne peut être d'origine gynécologique, urinaire, proctologique, neurologique ou ostéoarticulaire (Roche and Marti, 1996) ; (Chasset *et al.*, 1998).

Les algies pelviennes peuvent être aiguës (douleurs pelviennes d'évolution récente ; moins d'un mois) ou chroniques (évolution depuis au moins un mois), ou bien subaiguës.

Les algies pelviennes chroniques peuvent être continues (dans les masses pelviennes ou cycliques, retrouvées dans les dysménorrhées (Fouedjio *et al.*, 2016) ; (Dohbit *et al.*, 2017b). Environ 2,11 % de femmes reçues en consultation au Cameroun présentent une algie pelvienne aiguë (Tebeu *et al.*, 2020). Avec une proportion de 75 %, les algies pelviennes chroniques représentent la première indication de cœlioscopie au Cameroun (Mboudou *et al.*, 2014).

3.2. Dysménorrhée

Douleurs pelviennes avant ou pendant les règles, durant de 2 à 3 jours. Elles reviennent à tous les cycles (douleurs cycliques). Au Ghana, 68,1 % d'adolescentes se plaignent de dysménorrhée (Acheampong *et al.*, 2019). Une prévalence de 75,8 % de **dysménorrhée** a été rapportée en Ouganda chez les femmes de 18 à 45 ans (Nakame *et al.*, 2019). L'on distingue des dysménorrhées spasmodiques (primaires) et des dysménorrhées congestives (secondaires) (Diaa El-Mowafi, 1995).

3.3. Dysménorrhée primaire

Douleurs menstruelles sans cause évidente, donc, non liées à une quelconque pathologie. Elles débutent sous forme de crampes pelviennes, dès le premier jour des règles, atteignant le climax au bout de 24 heures, pour régresser à l'installation du grand flux (Diaa El-Mowafy, 1995).

3.4. Dysménorrhée secondaire

Douleurs menstruelles de cause évidente, ressenties déjà 3 à 5 jours avant le début du cycle (Diaa El-Mowafi, 1995).

3.5. Dyspareunies

Douleurs ressenties lors des rapports sexuels. Il en existe trois types : superficielles, de présence, profondes (Burri *et al.*, 2020) ; (Grangier *et al.*, 2019) ; (Lansac *et al.*, 2007a) ; (Buffat, 2005).

3.5.1. Dyspareunies superficielles

Aussi appelée douleur d'intromission, elle est ressentie au niveau de la vulve, du clitoris ou du vagin, dès le début de la pénétration (Sibert *et al.*, 2010). Il en existe plusieurs causes :

- Étroitesse (pathologique) des voies génitales : hypoplasie vaginale, atrophie vaginale (sclérose atrophique, muscles releveurs trop serrés après cure de prolapsus) ;
- Lésions cicatricielles scléreuses du périnée après épisiotomie ou déchirure obstétricale ;
- Herpès, eczéma vulvaire, fissure anale, mycose, bartholinite ;
- Condylomes vulvaires.

3.5.2. Dyspareunies de présence

Douleur ressentie au bout d'un moment après la pénétration. Ses causes nombreuses (Clouqueur *et al.*, 2008).

- Tissu vaginal inflammatoire (Mycose souvent associée à un prurit vulvaire) ;
- Atrophie muqueuse après la ménopause naturelle ou induite ;
- Bride hyménéale ;
- Raccourcissement vaginal post-opératoire.

3.5.3. Dyspareunies profondes, balistiques ou de choc

Douleur ressentie au niveau du pelvis lors des séquences d'intromission — retrait au cours d'un acte sexuel (Bricou *et al.*, 2009). Elles sont toujours de causes organiques :

– Inflammation pelvienne (annexite, cellulite pelvienne) ;

– Endométriose ;

– Rétroversion avec ou sans syndrome de Masters et Allen ;

– Lésions de l'ovaire ;

– Lésions cervicales (Lansac *et al.*, 2007a).

La douleur pelvienne est une réalité irréfutable dans la vie de femme. Le gynécologue doit pouvoir les identifier et les évaluer afin de distinguer celles qui ont besoin d'un traitement purement symptomatique de celles qui nécessitent un traitement étiologique.

4.

Saignement vaginal anormal en gynécologie

4.1. Saignement vaginal anormal en gynécologie

Écoulement sanguin provenant du vagin, différent des menstrues par la quantité, la durée, la répétitivité ou la périodicité au cours du cycle menstruel (Van den Brule *et al.*, 2002).

4.2. Ménorragies

Menstrues (règles) trop importantes en termes de durée (> 7 jours), de volume (> 80 cc) parfois nécessitant plus de 5 protections en 24 heures, avec la présence de caillots (Delarue *et al.,* 1988).

4.3. Cryptoménorrhée

Encore appelée cryptorragie, la cryptoménorrhée désigne des règles de très faible quantité (< 30 cc pour toute la durée), et donc pas plus de deux protections hygiéniques par jour. Il s'agit, soit des règles dont l'écoulement est bloqué, soit des règles de faible production (Lall *et al.*, 2008).

4.4. Métrorragies

Présence de saignements entre les règles (normalement produites), de quantité journalière variable, alternant faible et grande quantité (Delarue *et al.*, 1988).

4.5. Ménométrorragies

Anomalie menstruelle associant des règles plus importantes en volumes et en durée avec un ou plusieurs épisodes de saignements entre les règles (Gourc *et al.*, 2014).

4.6. Saignement post-ménopausique

Saignement chez une femme qui avait déjà eu plus de 12 mois sans régler en absence de toute contraception (Carugno, 2020) ; (Fagioli *et al.*, 2020).

Le gynécologue doit pouvoir différencier un saignement anormal, mais sans aucun danger, des saignements pernicieux en vue de la prise en charge qui varie entre la mise en confiance, le traitement symptomatique et le traitement étiologique.

5.

Troubles de régularité du saignement

5.1. Aménorrhée

Absence d'écoulement menstruel chez une femme en âge de régler. Il en existe deux cas de figure : aménorrhées primaires et aménorrhées secondaires (Bibi *et al.*, 2020) ; (Lord and Sahni, 2020).

5.2. Aménorrhée primaire

Non-apparition de règles chez une fille jusqu'à l'âge de 16 ans (Bibi *et al.*, 2020). Cette limite d'âge est d'autant plus importante que l'âge des premières règles est situé entre 12 ans et demi et 16 ans.

Une aménorrhée primaire est toujours suspectée de pathologique. Les étiologies sous-jacentes sont, soit anatomiques (imperforation de l'hymen, septum vaginal transversal, anomalies mullériennes), soit fonctionnelles (hypogonadisme hypergonadotrope, syndrome des ovaires polykystiques) (Bibi *et al.*, 2020).

5.3. Aménorrhée secondaire

Disparition de menstruation chez une femme ayant déjà eu à en avoir. Elle est, soit physiologique (grossesse, ménopause), soit pathologique (synéchie, prolactine, etc.).

5.3.1. Aménorrhée secondaire physiologique

Il en existe deux cas de figure : gravidique ou ménopausique.

- **Aménorrhée secondaire gravidique**

Absence des règles de six semaines, attribuable à la gestation, à confirmer par un bilan complémentaire (concluant) (BHCG, échographie).

- **Aménorrhée secondaire ménopausique**

L'aménorrhée est déclarée ménopausique au bout d'une année d'absence de menstrues non liée à la grossesse après l'âge de 35 ans.

5.3.2. Aménorrhée secondaire pathologique

L'aménorrhée secondaire pathologique est l'absence de saignement menstruel depuis au moins trois mois, sans relation avec la grossesse, chez une femme en âge de procréer habituellement réglée (Lord and Sahni, 2020).

5.4. Hyperménorrhée

Saignement menstruel de plus de 7 jours, souvent associé à des ménorragies (Righini *et al.*, 1999).

5.5. Hypoménorrhée

Situation marquée par le saignement menstruel de moins de 3 jours, souvent associée à de la cryptorragie.

5.6. Polyménorrhée

Cycles menstruels particulièrement courts (moins de 21 jours) (Righini *et al.*, 1999).

5.7. Oligoménorrhée

Cycles menstruels particulièrement longs (plus de 35 jours).

5.8. Spanioménorrhée

Cycles menstruels occasionnellement rallongés, parfois > 35 jours (Cortet-rudelli et Dewailly, 2001).

Les troubles de régularité de saignement, qui vont au-delà de la simple perturbation cyclique, doivent être maîtrisés par le médecin, étant donné leur influence sur la vie quotidienne, sur les conditions biologiques et psychiques. Le gynécologue doit être, non seulement à mesure de proposer des médicaments, mais également de répondre de manière efficace et satisfaisante aux questions que se posent les patientes, évitant ainsi de les alarmer sans raison valable.

6.

Autres symptômes en gynécologie

6.1. Leucorrhées

Écoulement vaginal non sanglant provenant des voies génitales (Parent *et al.*, 1996).

Il existe des leucorrhées physiologiques observées en période prémenstruelle, en début du cycle, pendant la grossesse et pendant la cicatrisation d'un traitement destructif des lésions précancéreuses du col de l'utérus) (Matanyi, 1992). Les leucorrhées pathologiques sont associées aux maladies inflammatoires pelviennes, vaginales et aux tumeurs génitales bénignes ou malignes (Cueva *et al.*, 2020) ; (Du *et al.*, 2019) ; (Saha *et al.*, 2016).

6.2. Prurit vulvaire

Sensation désagréable indolore, à l'exemple de démangeaisons, au niveau des organes génitaux externes (Savas and Pichardo, 2018). Il a des causes inflammatoire, environnementale, néoplasique ou infectieuse, isolées ou en association (Woelber *et al.*, 2020).

6.3. Infertilité du couple

Difficultés de concevoir malgré les rapports sexuels réguliers (2 à 3 fois par semaine) au bout de 12 mois en absence de toute contraception (Dupont *et al.*, 2020). Dans le monde, l'on estime que 10 à 15 % de couples sont confrontés à l'infertilité (Zhu *et al.*, 2020) ; (Polis *et al.*, 2017). Il ne faut pas confondre l'infertilité (difficulté à concevoir) et la stérilité (impossibilité de concevoir).

6.4. Infertilité primaire

L'on parle d'infertilité primaire chez un couple n'ayant jamais conçu, mais reste avec un espoir d'en accomplir. Au Pakistan, la prévalence de l'infertilité du couple de 22 % a été rapportée, la forme primaire en représentant 4 % (Ahmed *et al.*, 2020). Au Nigeria, environ 31,1 % de couples souffrent d'une infertilité, dont 17,4 % d'infertilité primaire et 34,1 % d'infertilité secondaire **(Polis *et al.*, 2017).**

6.5. Infertilité secondaire

L'infertilité secondaire se réfère aux couples ayant déjà eu au moins une grossesse, mais qui n'arrive plus à en avoir (Lansac *et al.*, 2007d). Au Cameroun, l'infertilité secondaire représente 70,14 % de tous les cas d'infertilité (Kasia *et al.*, 2016).

6.6. Pollakiurie

Émission anormalement récurrente d'urines en termes d'augmentation exagérée de la fréquence d'urines, généralement peu abondantes (Mathe et Richet, 1981). La fréquence normale est de 3 à 6 fois par jour, d'un volume de 250 ml à 300 ml par miction.

6.7. Polyurie

Augmentation anormale du débit d'urine journalier au-delà de 2500 ml (Fattorusso and Ritter, 1990).

6.8. Oligurie

Baisse anormale du débit d'urine quotidien à moins de 500 ml (Fattorusso et Ritter, 1990).

6.9. Dysurie

Ensemble d'anomalies justifiant la nécessité de « pousser » pour uriner (Mathe and Richet, 1981).

6.10. Nycturie

Phénomène caractérisé par la nécessité d'uriner plusieurs fois en une nuit (récurrente ou sporadique) (Mathe and Richet, 1981) ; (Gordon *et al.*, 2019) ; (Leslie *et al.*, 2020). Elle peut être physiologique en rapport avec une quantité importante de boisson au coucher. Normalement, une fois couché (e), l'on ne ressent pas l'envie d'uriner avant le matin.

6.11. Incontinence urinaire

Écoulement incontrôlé d'urines par l'urètre (Mathe and Richet, 1981). (Cortesse et Cardot, 2007).

6.12. Boule vaginale

Sensation de boule à l'intérieur ou à travers le vagin due, soit à une masse réelle, soit au prolapsus d'un organe pelvien (Akervall *et al.*, 2020) ; (Blomquist *et al.*, 2020).

6.13. Bouffées de chaleur

Sensation transitoire de chaleur, de transpiration, de rougeur, d'anxiété et de frissons pendant 1 à 5 minutes (Bansal et Aggarwal, 2019).

6.14. Trouble du désir sexuel hypoactif

En anglais « ***Hypoactive sexual desire disorder*** **(HSDD)** », le TDS, absence persistante ou récurrente de pensées ou de fantasmes sexuels et de désir de l'activité sexuelle. Associée à une détresse personnelle et/ou à des difficultés interpersonnelles marquées. Le TDS ne saurait être attribué à une perturbation primaire, un médicament ou une condition médicale générale (Kingsberg and Simon, 2020).

6.15. Anaphrodisie

Absence de désir sexuel pendant une longue période, concrétisée par une indifférence totale au coït. Elle peut être primaire (depuis toujours) ; ou secondaire (après une période de normal désir sexuel). L'Anaphrodisie n'est pas forcément associée à l'anorgasmie ou à la frigidité (Vuille, 014).

6.16. Frigidité

Trouble sexuel chez la femme, concrétisé par l'absence ou la baisse du plaisir, voire l'insatisfaction/l'indifférence, l'inertie pendant les rapports sexuels, qui se traduit par l'absence d'orgasme, dénommée « anorgasmie » (Buffat, 2005). La frigidité peut être primaire (depuis toujours) ou secondaire (après une période de normalité sexuelle).

6.17. Écoulement mammaire

Apparition d'un liquide par le mamelon, qui peut être séreux (jaune), mucineux (clair et limpide), laiteux, hémorragique (sanglant), purulent, coloré et épais ou séro-sanguinolent et rosé (Lippa *et al.*, 2015) ; (Mohamad *et al.*, 2020) ; (Sun *et al.*, 2020). Tout écoulement unilatéral spontané du mamelon, quelle qu'en soit la couleur, doit faire l'objet d'une investigation.

La maîtrise des symptômes gynécologiques, dont ceux liés à l'écoulement vaginal, est primordiale, étant donné leur éventuel impact sur le confort quotidien et sur l'avenir procréatif de la femme.

SECTION III

OBSERVATION CLINIQUE

7.

Matériel et principes d'observation clinique en gynécologie

Certains instruments, nécessaires à la conduite de l'observation clinique en gynécologie, doivent être impérativement disponibles dans la trousse de l'apprenant.

7.1. Logistique pour l'observation clinique en gynécologie

Tableau 1. Matériel nécessaire à l'observation clinique

N°	Matériels	Utilité
	Équipements	
1.	Tensiomètre	Prendre la tension artérielle
2.	Thermomètre	Prendre la température
3.	Marteau	Tester les réflexes
4.	Alaise	Protéger le lit d'examen
5.	Balance	Prendre le poids
6.	Toise	Mesurer la taille
7.	Torche	Éclairer le site d'examen
8.	Obésidomètre	Déterminer le degré d'obésité
	Consommables	
9.	Antiseptique	Désinfecter les mains après examen
10.	Essuie-mains	S'essuyer les mains
11.	Spéculum	Visualiser le col et la paroi vaginale
12.	Gants d'examen	Se protéger les mains et protéger la patiente lors de l'examen
13.	Décontaminant	Désinfecter les outils utilisés pour l'examen physique

Source : P. M. Tebeu

7.2. Fondamentaux de l'observation clinique

Des normes dont le respect scrupuleux contribue à la bonne conduite de l'observation clinique sont présentées dans le tableau ci-après :

Tableau 2. Précautions pour l'observation clinique

N°	**Opérations**
1.	Vérifier le contenu de la trousse (à l'aide de la check-list)
2.	Vérifier le seau de décontamination
3.	Vérifier la poubelle
4.	Se présenter et présenter les autres membres de l'équipe
5.	Demander l'avis de la patiente avant l'entretien
6.	Parler à haute et intelligible voix à la patiente
7.	Demander l'avis de la patiente avant l'examen physique
8.	Demander l'avis de la patiente pour examen en présence de l'équipe.
9.	Faire l'examen de la tête et du thorax avec la patiente assise
10.	Aider la patiente à se coucher pour le reste de l'examen
11.	Recouvrir à chaque fois la partie du corps qu'on n'examine pas
12.	Respecter les conditions de prise de la pression artérielle en grossesse
13.	Faire le feedback à la patiente (à la fin)
14.	Désinfecter les gants avant de les enlever
15.	Poser la main au flanc opposé lors de l'auscultation des BDCF
16.	Porter les gants avant l'examen de l'appareil génital
17.	Déplisser les petites lèvres lors de l'insertion du spéculum
18.	Déplisser les petites lèvres lors du **TV**
19.	Bien appliquer la main au fond sur l'abdomen pour le TV
20.	À la fin, aider la femme à se lever
21.	Se laver les mains
22.	Ne rapporter que ce qui a été réellement exécuté.

Source : P. M. Tebeu

7.3. Présentation chronologique de l'observation clinique

La bonne conduite de l'observation clinique exige la maîtrise d'un plan, à respecter (scrupuleusement).

Les huit étapes de l'observation clinique en gynécologie sont, par ordre chronologique :

(1) Anamnèse ;

(2) Examen physique ;

(3) Résumé ;

(4) Hypothèses diagnostiques ;

(5) Bilans complémentaires ;

(6) Discussion diagnostique ;

(7) Traitement.

(8) Pronostic (peut être considéré,

NB. L'étape autonome (8) est parfois incorporée au traitement comme (7 bis).

Tableau 3. Étapes de l'observation clinique

1.	I	Identité
2.		Motif consultation/hospitalisation
3.		Histoire (de la maladie)
4.		Signes fonctionnels du jour (revue des systèmes)
5.		ATCD (personnels, mode de vie, conjugaux, familiaux)
6.	II	Signes généraux (pâleur, ictère, œdème, obésité)
7.		Constantes vitales (TA, pouls, FC, FR, poids, taille)
8.		Examen de la tête
9.		Examen du thorax
10.		Examen des seins
11.		Examen de l'abdomen
12.		Examen gynécologique (vulve/spéculum/TV/TR)
13.		Examen des membres inférieurs
14.	III	Résumé (identité, MC/MH, syndromes)
15.	IV	Hypothèses diagnostiques (débuter par la plus probable)
16.	V	Bilans à visée diagnostique (déjà fait/à faire)
17.		Bilan à visée thérapeutique, d'extension
18.	VI	Discussion diagnostique — 1 (positif/différentiels)
19.		Discussion diagnostique — 2 (étiologique/évolutivité)
20.	VII—1	Traitement curatif
21.		But/moyens et méthodes
22.		Indications
23.		Surveillance — conseils
24.	VII—2	Pronostic
25.		Traitement préventif
26.		Conclusion (intérêt, difficultés, perspectives)

Source : P. M. Tebeu

La maîtrise du matériel de consultation, dont la disponibilité et la fonctionnalité sont à vérifier grâce à la checklist conçue à cet effet, facilite la réalisation de l'examen clinique, renforce la confiance de la patiente, qui se sent rassurée, et favorise l'exactitude du diagnostic et la sérénité lors de la prise en charge.

8.

Conduite de l'observation clinique

8.1 État civil

8.1.1. Identification/État civil de la patiente

Nom, prénom ; GP ; âge ; ethnie ; religion ; niveau scolaire ; profession ; domicile ; Statut marital ; DDR (au jour du début du dernier saignement menstruel) ;

8.1.2. Identification/état civil du partenaire (éventuellement)

Noms et prénoms (initiales) ; profession ; ethnie ; religion ; âge, etc.

8.2. Motif de consultation/hospitalisation

8.2.1. Motif de consultation (patiente non hospitalisée).

Préoccupation invoquée par la patiente. Il peut être question de :

– Signes fonctionnels : douleurs, saignements :

– Signes généraux : asthénie, anorexie, amaigrissement, anémie (pâleur), ictère (conjonctives et mains jaunes, œdèmes).

8.2.2. Motif d'hospitalisation (patiente internée).

Raison d'admission qui ne doit pas être trop détaillée, au risque d'évoquer précocement ce qui sera considéré comme diagnostic (éviter par exemple d'évoquer la technique chirurgicale et l'évolution). Ce motif est évoqué soit par la patiente hospitalisée elle-même ; soit extraite de son dossier en se basant sur :

– le diagnostic évoqué par le confrère ayant décidé de l'hospitalisation avant de nous la référer (patiente référée d'un centre de santé et admise pour traitement d'un cancer du col).

– le rapport de la prise en charge déjà engagée dans le service (patiente au 3e jour d'accouchement par césarienne).

8.3. Histoire de la maladie

Sa structuration dépend des cas : en suivi prénatal de routine sans plainte, ou avec plainte. En cas de plainte, en obstétrique ou en gynécologie, le terme « histoire de la maladie » est approprié.

L'histoire de la maladie repose sur la description du motif de consultation en considérant chaque signe fonctionnel comme un tiroir, et en précisant les caractéristiques (cas de la douleur par exemple).

– Localisation ;
– Type ;
– Intensité ;
– Irradiation ;
– Position d'accalmie ou d'aggravation ;
– Facteurs déclenchants/aggravants ;
– Effet crescendo, decrescendo, etc.

- Description du parcours de soins (consultations faites et médicaments utilisés).
- Description de l'évolution (amélioration, stabilité, aggravation, tout en précisant les raisons de la caractérisation).

8.4. Signes fonctionnels du jour (en fonction des systèmes)

Le paragraphe « Histoire » est suivi d'un autre sur les signes fonctionnels du jour, encore appelé « *Revue des systèmes* », qui permet de recueillir d'autres signes fonctionnels relevant d'autres systèmes que celui ayant motivé la consultation.

8.5. Antécédents (ATCD)

Ce chapitre permet de recueillir dans le passé de la patiente et de son entourage des informations qui peuvent expliquer (en partie ou totalement) la survenue de la maladie (son problème). L'on distingue ainsi les ATCD personnels, conjugaux et familiaux.

8.5.1. Antécédents personnels

- Gynécologiques et obstétricaux ;
- Médicaux ;
- Chirurgicaux ;
- Immuno-allergiques ;
- Mode de vie.

8.5.2. Antécédents conjugaux

- Statut marital actuel ;
- Polygamie/monogamie ;
- Premier/second mariage et. ;
- Partenaire actuel ;
- Coépouse.

8.5.3. Antécédents familiaux

- Ascendants ;
- Collatéraux ;
- Descendants.

8.6. Examen physique

Ce chapitre contient des données concrètes permettant de soutenir les informations subjectives évoquées par la patiente en vue d'une meilleure orientation diagnostique.

Plan de l'examen physique en gynécologie

- Examen général ;
- Examen topographique ;
- Examen gynécologique.

8.6.1. Examen général

Il passe deux étapes (Annexes 2 et 3) :

– État général selon l'indice de Karnofsky/OMS : Préciser dans la description, si la patiente est consciente, coopérante, amaigrie, pâle, ictérique, asthénique, œdématiée (membres inférieurs), obésité apparente.

– Constantes vitales ou paramètres vitaux : Pouls, PA, FR, poids, taille, IMC.

N.B. Du calcul de l'IMC

L'IMC se calcule par le rapport du poids par le carré de la taille en m^2 (Sorensen *et al.*, 2020).

$$IMC = \frac{Poids\ (Kg)}{(Taille)^2}$$

(en kg/m^2)

Figure 3. Calcul de l'indice de masse corporelle

Une fois calculé l'IMC, il faudra l'interpréter pour comprendre la situation de la patiente.

L'interprétation de l'IMC peut se faire à travers le tableau suivant :

Tableau 4. Interprétation de l'indice de masse corporelle

IMC	Interprétation
< 16,5[	Maigreur sévère
[16,5-18,5[	Maigreur
[18,5-25,0[	Corpulence normale
[25,0-30,0[	Surpoids
[30,0-35,0[	Obésité modérée
[35,0-40,0[	Obésité sévère
> 40,0	Obésité morbide/massive

Source : https://www.medecine-anti-age.com/imc

8.6.2. Examen topographique

i. Examen de la tête (coloration des conjonctives) et du cou (ganglions).

ii. Examen du cœur et des poumons

– Cœur (fréquence cardiaque) et

– Poumons (murmures vésiculaires).

iii. Examen local des seins

- Seins (l'examen se fait toujours en deux parties), dont l'examen local et l'examen locorégional. L'examen local se fait en trois étapes, dont l'étape 1 (inspection), l'étape 2 (palpation) et l'étape 3 (expression).

Étape 1. Inspection des seins

– Elle se fait la patiente assise, de manière symétrique et comparative, avec un bon éclairage, les bras d'abord pendants, ensuite levés ;

– Comparaison entre les 2 seins : déformation, voussure, rétraction de la peau ou du mamelon, aspect de peau d'orange.

Étape 2. Palpation des seins

– Bilatérale et comparative.

– Les mains à plat, plaquant la glande, quadrant par quadrant contre le gril costal.

– Observer les caractères de la tuméfaction, et les noter sur un schéma, en précisant : le nombre de nodules/situations (quadrants) ; la consistance ; la taille (en centimètres) ; la distance par rapport au mamelon ; la motilité sur le plan superficiel (signe du capiton : adhérence à la peau) et sur plan profond (manœuvre de Tillaux : recherche l'adhérence au muscle grand pectoral).

Étape 3. Expression des seins

– Bilatérale et comparative.

– Recherche d'éventuel écoulement mammaire : aspect, spontané ou provoqué, uni ou bilatéral

iv. Examen loco-régional des seins

L'Examen locorégional et la dernière étape d'examen des seins. Il est fait de manière bilatérale et comparative. Il recherche des adénopathies qui peuvent être banales et parfois d'emblée suspectes (dures, indolores, roulant sous les doigts).

– ganglions axillaires (Groupe apical ou central ; Groupe latéral ou huméral ; Groupe postérieur ou sous-scapulaire ; Groupe antérieur ou pectoral).

– ganglions périclaviculaires (sus-claviculaires, sous-claviculaires). Rechercher les ganglions sus-claviculaires en faisant rehausser les épaules par la patiente, ce qui permet de repérer le ganglion de Troisier (encore appelé ganglion de Virchow), à gauche au-dessus de la clavicule) qui peut suggérer la migration d'un cancer digestif, rénal ou pelvien (Sebban, 2019).

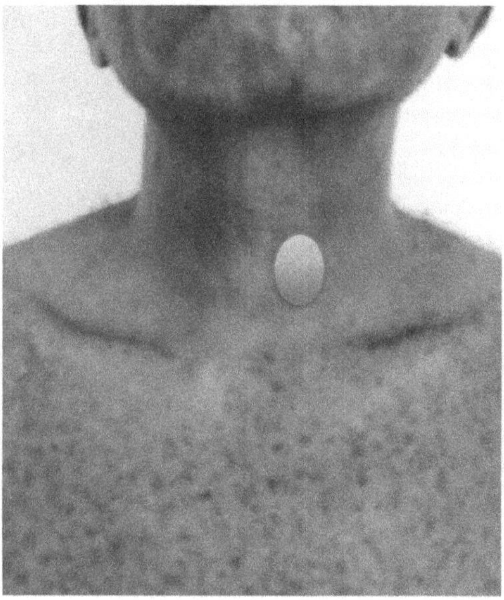

Figure 4. Ganglion de Troisier (vue de face)

Source : P. M. Tebeu

v— Récapitulatif des localisations ganglionnaires

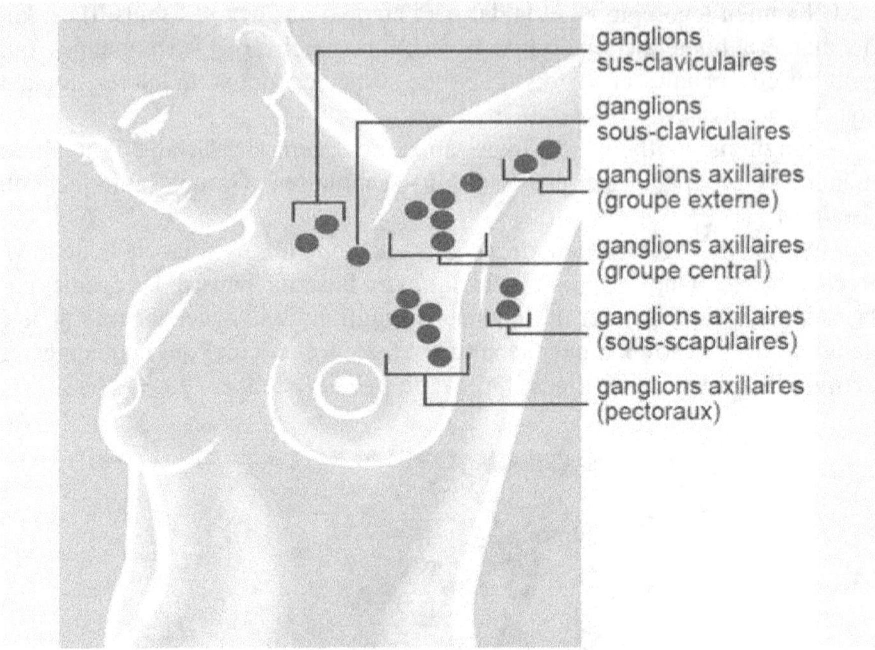

Figure 5. Localisation des ganglions locorégionaux du sein

Source : https://www.google.com/44hNBhJMPDYnwoN19

vi. Examen abdominal :

L'examen abdominal englobe l'exploration du foie ; de la rate ; du rein ;

8.6.3. Examen gynécologique

L'examen gynécologique englobe les organes génitaux externes ; l'examen au spéculum ; le Toucher vaginal (TV) ; le Toucher rectal ; et le Toucher vaginal combiné au palper abdominal.

8.6.4. Résumé de l'observation clinique

Deux actions sont nécessaires :

– Rappels sur l'état civil et les principaux antécédents de la patiente ;

– Regroupement des trouvailles en syndromes.

8.6.5. Hypothèses diagnostiques

Plusieurs hypothèses diagnostiques sont envisageables. Commencer par la plus probable :

Les hypothèses diagnostiques sont présentées conformément au schéma AC (anamnèse et clinique). Évoquer au moins trois des hypothèses, de la plus probable vers la moins probable.

Dans un contexte d'urgence, discuter aussitôt le diagnostic sans forcément attendre le bilan complémentaire, vu l'urgence du traitement.

8.6.6. Paraclinique/Bilans

Les bilans, qui précèdent la discussion diagnostique (sauf en contexte d'urgence), permettent d'évoquer le diagnostic positif final et les diagnostics différentiels conformément au schéma ACP. Il importe de toujours connaître les bilans déjà faits, pour mieux appréhender ce qu'il faut proposer.

- Bilan à visée diagnostique ;
- Bilan d'extension ;
- Bilan de terrain (GS/RH, électrophorèse HB, test VIH, antigène HBS) ;
- Bilan à visée thérapeutique.

8.6.7. Discussion diagnostique

Elle vise trois objectifs clairement définis :

– Premier objectif : établir le diagnostic positif. Commencer par éliminer les 2 moins probables afin de retenir la plus probable (diagnostic positif).

– Second objectif : établir l'évolutivité.

– Troisième objectif : retrouver la cause, et donc le diagnostic étiologique.

En fonction du cas, il faudra aussi discuter de la topographie, de l'anatomie pathologique.

Les différentes options diagnostiques possibles sont présentées en fonction du terme « Terrain-ACP » :

- Diagnostics différentiels : les moins probables ;
- Diagnostic positif : le plus probable ;
- Diagnostic de gravité/évolutivité ;
- Diagnostic étiologique ;
- Diagnostic de retentissement ;
- Diagnostic topographique ;
- Diagnostic histologique.

8.7. Traitement

En fonction des pathologies, distinguer le traitement curatif du traitement préventif.

8.7.1. Traitement curatif

Beaucoup plus hospitalier, il est axé sur le but du traitement ; les moyens et méthodes ; les indications avec les deux composantes (déterminants des indications thérapeutiques et conduites pratiques).

8.7.2. Counseling

Il est axé essentiellement sur la pathologie et sur la prise en charge thérapeutique.

8.7.3. Surveillance

Elle est clinique et paraclinique.

8.7.4. Pronostic

- Le pronostic est structuré en trois étapes, dont le pronostic à court, moyen et long terme.

8.7.5. Traitement préventif

Essentiellement du domaine de la santé publique communautaire, il se divise en deux parties, dont la prévention primaire et la prévention secondaire (i.e. Vaccination).

Une observation clinique est un acte codifié qui permet de poser un bon diagnostic en vue du traitement approprié. Elle doit être maîtrisée par tout praticien.

9.

Follow up en hospitalisation

9.1. Généralités

9.1.1. Définition

Le terme « follow up » désigne le suivi de proximité ou surveillance d'une personne internée dans un service de santé (Colet *et al.*, 2020).

9.1.2. Intérêt

Le « ***follow up*** » en gynécologie permet l'observation et la surveillance de l'évolution de patiente hospitalisée, y compris sa réponse au traitement administré (degré de tolérance, manifestation des effets secondaires).

9.2. Contenu du Follow up

1. Rappel sur l'identification ;
2. Antécédents principaux ;
3. Jour d'admission ;
4. Raison d'admission/hospitalisation ;
5. Traitement en cours ;
6. Évolution maternelle et périnatale :
   - Signes fonctionnels d'admissions/nouveaux ;
   - Signes physiques d'admission/nouveaux ;
   - Effets secondaires des médicaments ;
7. Bilans éventuellement faits ;
8. Diagnostic du jour (précis avec évolution) ;
9. Conduite à tenir selon le diagnostic du jour ;
10. Plan de surveillance.

Le *follow up*, composante essentielle de prise en charge de toute personne hospitalisée, doit se faire régulièrement, et rester recentré au cas par cas, en fonction de l'évolution.

SECTION IV

SIGNES GYNÉCOLOGIQUES

10.

Signes gynécologiques

Une bonne observation clinique favorise l'identification de nombreux signes gynécologiques.

10.1. Signe du Flot

10.1.1. Définition

Perception par la main gauche posée à plat sur un des flancs du malade de l'onde de choc provoquée par la percussion de l'autre flanc, il suggère l'existence d'un épanchement liquidien intrapéritonéal libre (Moore *et al.*, 2003)

10.1.2. Indications

– Masse abdominale avec suspicion de la présence de l'ascite ;

– Hydramnios.

10.1.3. Procédure

Le signe de flot est recherché au cours d'un examen abdominal (Piqueres *et al.*, 2016). Un aide applique une éminence hypothénar de manière longitudinale sur l'abdomen. L'examinateur pose la main gauche sur le flanc de la malade et avec la main droite il percute.

10.2. Signe de glaçon

10.2.1. Définition

Signe dont la présence est suggérée par un choc ressenti en déprimant brusquement la paroi abdominale qui refoule le foie (Moore *et al.*, 2003).

10.2.2. Indication

Servant essentiellement à la recherche de l'hépatomégalie, le signe de glaçon peut également suggérer la masse abdomino-pelvienne, dans un contexte d'ascite.

10.2.3. Signes associés

– À l'inspection, distension de l'abdomen avec peau tendue et lisse, ombilic déplissé, éventuel aspect étalé de l'abdomen en « batracien » en décubitus dorsal, et enfin parfois une extériorisation d'une hernie ombilicale ou inguinale qui amène à découvrir l'ascite.

– À la percussion sur le flanc du malade en décubitus dorsal elle révèle une matité déclive, à concavité supérieure, surmontée d'un tympanisme périombilical. La matité se déplace vers le flanc déclive en décubitus latéral : c'est donc une matité déclive et mobile.

10.2.4. Procédure

Le test de glaçon se fait en trois temps :

– Pose du médius en regard de la masse ;

– Percussion ;

– Retour du doigt sur la peau.

10.2.5. Résultat

Il existe deux cas de figure

– *Perception* du retour rapide de la masse sous le doigt : résultat positif ;

– *Pas de perception* du retour rapide de la masse : résultat négatif.

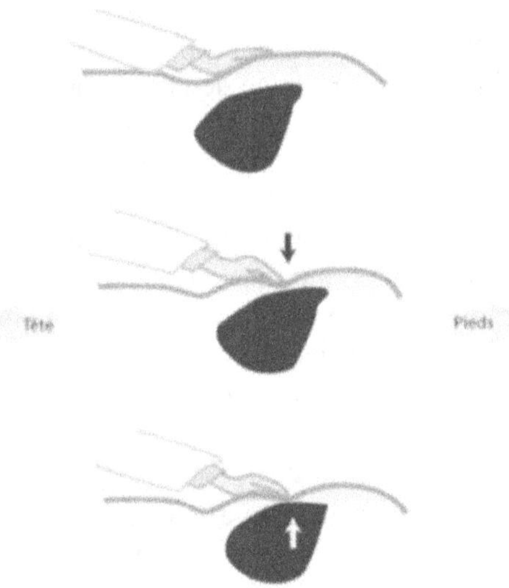

Figure 6. Signe de glaçon (illustration)

Source : https://images.app.goo.gl/tTS6VuFoEQ5o1ba97

10.3. Signe de Mac Burney

10.3.1. Définition

Sensation douloureuse au point éponymique, situé à la jonction entre le tiers externe et le tiers moyen d'une ligne reliant l'épine iliaque antérosupérieure droite à l'ombilic. La palpation provoque une douleur de la fosse iliaque droite qui atteint le climax au point de Mac Burney. Il s'agit d'une défense péritonéale de la fosse iliaque droite (FID) correspondant à une réaction pariétale au palper profond vaincue par une palpation douce.

10.3.2. Implications cliniques

Une douleur ressentie à la palpation au point de Mac Burney suggère une appendicite (signe non pathognomonique) (Meljnikov *et al.*, 2009).

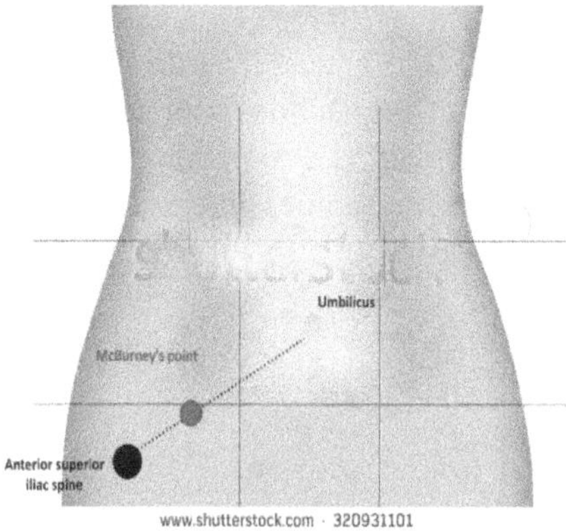

Figure 7. Point de Mc Burney (illustration)

Source : https://images.app.goo.gl/7YtBoe9PMuepo9uC9

10.4. Signe du chandelier

Les synonymes de chandelier sont nombreux : lustre, lampe du plafond entre autres. Le signe de chandelier est un terme utilisé pour désigner une douleur intense chez les femmes avec maladie inflammatoire pelvienne (MIP/PID). Ce signe doit sa dénomination au fait que la mobilisation du col au toucher vaginal provoque une douleur si intense, au point de faire bondir la patiente hors des étriers de la table d'examen, et percuter le lustre (Cortes and Adamski, 2020).

10.5. Signe de Rovsing

Douleur ressentie à la fosse iliaque droite à la compression de la fosse iliaque gauche (FIG) (signe de Rovsing) (Snyder *et al.*, 2018) ; (Prosenz et Hirtler, 2014).

10.6. Signe de Blumberg

Douleur ressentie à la FID lors de la décompression brutale de la FIG (après l'avoir comprimée, signe de Blumberg) (Bundy *et al.*, 2007) ; (Saiki *et al.*, 1989) ; (Cruz *et al.*, 2012) ; (Golledge *et al.*, 1996).

10.7. Signe de Mittelschmerz

10.7.1. Définition

Aussi appelé douleur intermenstruelle, il s'agit d'une douleur pelvienne ressentie par quelques femmes pendant l'ovulation, donc, au milieu du cycle menstruel (Durai and Ng, 2009) ; (Brott et Le, 2020)

10.7.2. Implication

Permet d'identifier, avec plus de précision, le jour de l'ovulation, et de mieux calculer la date probable de l'accouchement.

La maîtrise des signes gynécologiques, fruit de l'examen clinique, oriente vers une situation particulière, et suggère des traitements conservatoires, dont l'attitude à adopter, en attendant l'éventuelle réalisation des examens complémentaires (radiologie, échographie) en cas de besoin.

SECTION V

SYNDROMES EN GYNÉCOLOGIE

11.

Syndromes en gynécologie

11.1. Syndrome de Rokitansky

11.1.1. Définition

En anglais, **Mayer-Rokitansky-Kuster**-Hauser syndrome : anomalie congénitale caractérisée par le défaut de différenciation du canal de Müller (Baid and Joshi, 2019) ;

11.1.2. Prévalence

Un sur 4 000 à 5 000 femmes (Herlin *et al.*, 2016).

11.1.3. Signes

- Utérus rudimentaire et fibrotique
- Absence des 2/3 supérieurs du vagin ;
- Vagin anormalement peu profond ;
- Trompes de Fallope souvent défectueuses
- Personnes phénotypiquement et psychosexuellement féminines.
- Absence de menstruation (anomalie utérine) ;
- Ovaires normaux, induisant une puberté bien féminisante ;
- Stérilité (seule solution, pour la maternité : recours à une mère porteuse (Egbe *et al.*, 2019).

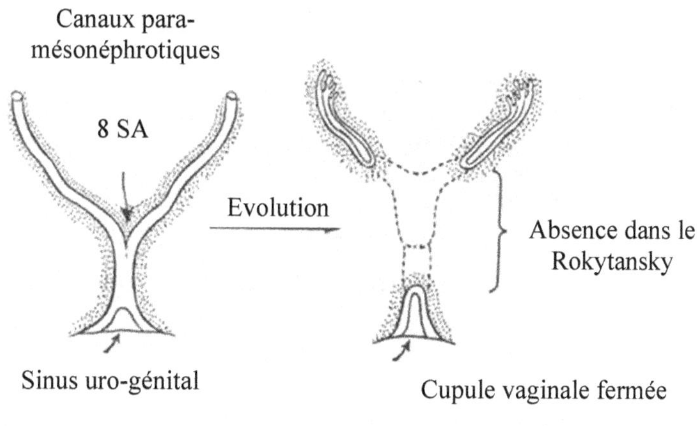

Figure 8. Syndrome de Mayer-Rokitansky-Kuster (vue de face)

Source : https://images.app.goo.gl/o53WFRgymS6estdr8

Ci-après, une coupe sagittale médiane du pelvis avec syndrome de MRKH (Gaglliardi, 2019)

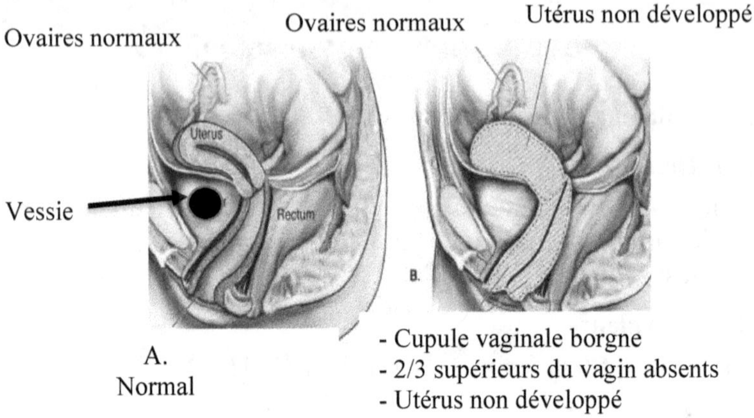

Figure 9. Syndrome de Mayer-Rokitansky-Kuster (sagittale)

Source : https://images.app.goo.gl/jDzCVyjHHnqKP5mL6

11.2. Syndrome de Morsier Kallmann

11.2.1. Définition

Le syndrome de Kallmann est une anomalie génétique du développement embryonnaire caractérisée par l'association d'un hypogonadisme hypogonadotrophique par déficit en gonadolibérine (GnRH) et d'une anosmie ou hyposmie (par hypoplasie/aplasie des bulbes olfactifs) (Laitinen *et al.*, 2011).

La prévalence du syndrome de Kallmann est d'environ 1/8 000 garçons et 1/40 000 filles. En Finlande, l'incidence est estimée à 1/48 000, chez les hommes (1/30 000) chez les femmes (1/125 000) (Laitinen *et al.*, 2011).

11.2.2. Clinique

Les principales manifestations du syndrome de Kallmann sont :

- Association d'un micropénis et d'une cryptorchidie chez le jeune garçon ;
- Absence de puberté spontanée (circonstance la plus fréquente de découverte de l'anomalie) ;
- Odorat défaillant (aussi bien chez les hommes que chez les femmes).
- Autres anomalies :
  - ✓ Mouvements en miroir des membres supérieurs ;
  - ✓ Aplasie rénale unilatérale/bilatérale ;

✓ Fente labiale ou palatine ;
✓ Agénésie dentaire ;
✓ Surdité.

11.2.3. Étiologie du syndrome de Kallmann

Le syndrome de Kallmann est dû à un défaut du développement du système olfactif et de la migration embryonnaire des neurones synthétisant la GnRH. Les cas sporadiques sont prédominants.

Dans les formes familiales, trois modes de transmission ont été décrits :

– Récessif lié au chromosome X ;

– Autosomique dominant ;

– Autosomique récessif.

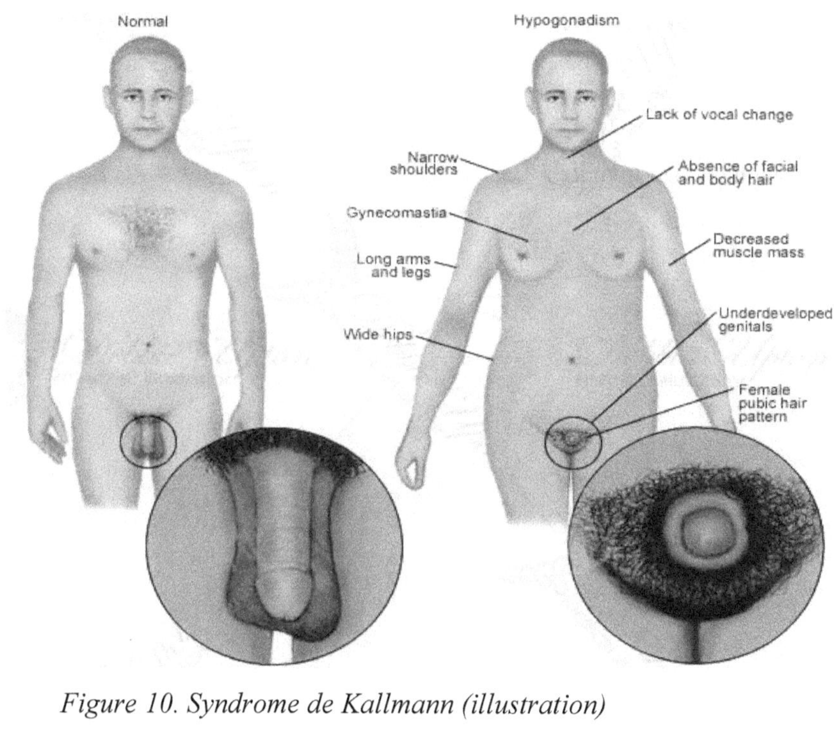

Figure 10. Syndrome de Kallmann (illustration)

Source : https://images.app.goo.gl/Ji6i296SmPUtPrh7A

11.3. Syndrome de Down

11.3.1. Définition

Le syndrome de Down encore appelé trisomie 21 est une anomalie génétique causée par la présence d'une troisième copie de chromosome 21 (totale ou partielle) (https://www.trisomie21.org).

11.3.2. Clinique

Le syndrome de Down est systématiquement associé à trois traits, dont deux physiques (retard de croissance, aux traits faciaux caractéristiques) et un intellectuel (déficience intellectuelle de degré variable). En effet, le quotient intellectuel (Q.I.) moyen d'un jeune adulte est équivalent à l'âge mental d'un enfant de 8 à 9 ans, avec quelques possibles variations.

11.3.3. Cause

La trisomie 21 (caryotype 47, XX+21 pour la femme et 47, XY+21 pour l'homme) est causée par la présence d'un chromosome surnuméraire sur le chromosome 21. Aussi, la cellule de l'œuf est-elle produite avec une copie supplémentaire de chromosome 21 ; cette cellule a donc 24 chromosomes.

La combinaison d'une cellule anormale d'un parent avec une cellule normale de l'autre parent donne un embryon de 47 chromosomes, avec trois copies de chromosome 21.

En ce qui concerne l'origine parentale, les statistiques donnent approximativement :

– 88 % de cas de trisomie 21 résultent de la non-séparation des chromosomes chez la mère,

– 8 %, de la non-séparation chez le père, et

– 3 % après fécondation de l'œuf.

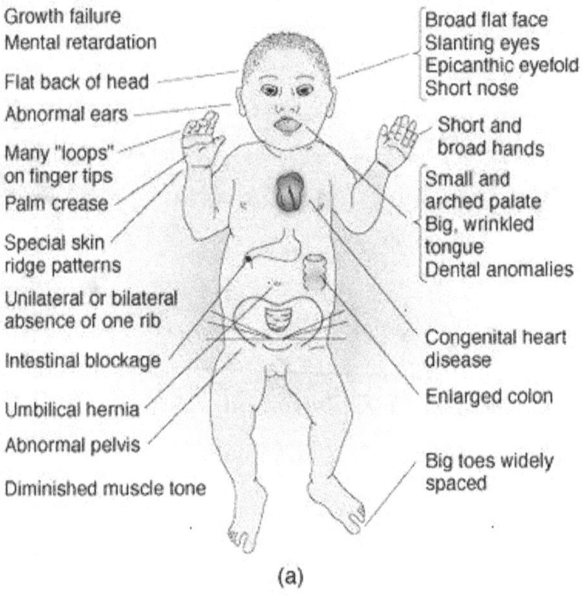

Figure 11. Trisomie 21 (illustration)

Source : https://images.app.goo.gl/QN2dCZwd6mcXNZMo7

11.4. Syndrome de Turner

En anglais Turner syndrome/Ulrich Turner syndrome, la dysgénésie gonadique, 45X0, comprend plusieurs anomalies chez la femme dont la monosomie X (absence d'un chromosome sexuel entier, absence du corpuscule de Barr).

Dans quelques cas, manque de chromosome dans quelques cellules, mais pas dans d'autres, condition connue sous le nom de mosaïsme, en anglais « Turner mosaicism. »

Cette condition de 1/2 500 nouveau-nés, dans le monde, est plus fréquente dans les grossesses terminées précocement : interruption sélective de grossesse (ISG), mort fœtale intra-utérine (MFIU).

Le syndrome de Turner, sans pourtant être systématiquement héréditaire, est une condition chromosomique liée au chromosome X, qui influence le développement de la femme (https://fr.wikipedia.org/wiki/ Syndrome_de_ Turner).

La clinique associe

– Signes fonctionnels (conséquences des ovaires non fonctionnels) ;

- Aménorrhée (primaire) ;
- Stérilité

– Signes physiques

- Cou large (cou palmé) ;
- Gonflement ou renflement (lymphœdème) des mains et pieds ;
- Large espace intermamelonnaire ;
- Caractères anormaux squelettiques ;
- Anomalies cardiaques, hypertension ;
- Affection rénale ;
- Risque d'hypothyroïdie et de diabète ;
- Ménopause précoce.

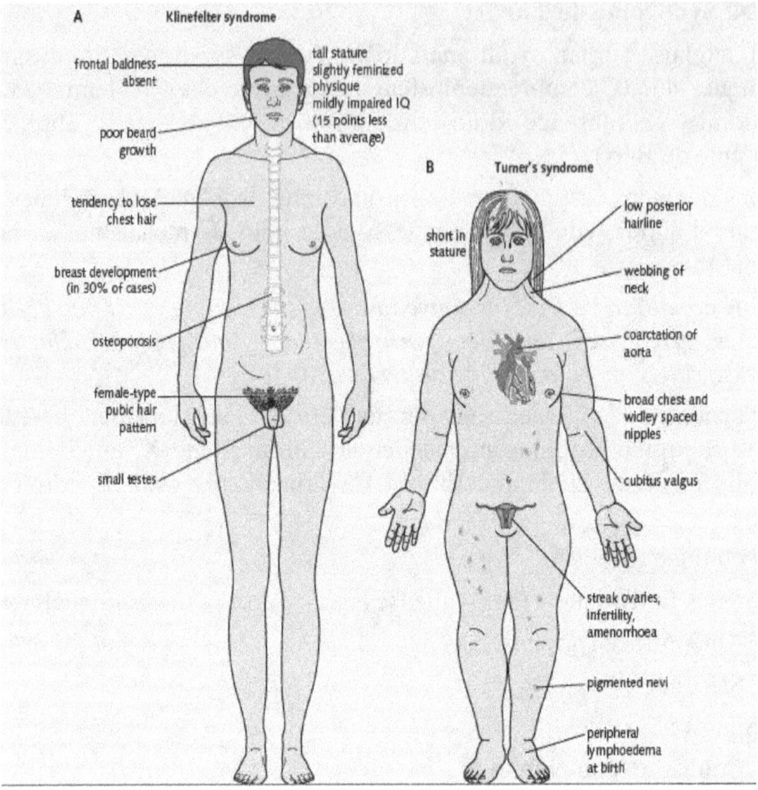

Figure 12. *Syndrome de Turner (illustration)*

Source : https://images.app.goo.gl/xp4zhVcc3dU15uiK6

11.5. Syndrome de Klinefelter

Présence chez un homme (mâle) de chromosomes sexuels XXY au lieu du XY habituellement. Certains ont aussi, soit un chromosome X supplémentaire (XXY+X), soit un Y supplémentaire (XXY+Y), soit davantage (https://fr.wikipedia.org/wiki/Syndrome_de_Klinefelter).

XXY est l'une des anomalies chromosomiques les plus connues (1/500 bébés de sexe masculin).

Les signes du syndrome de Klinefelter associent :

– Signes fonctionnels :

- Infertilité ;
- Petits (anormalement) testicules ;
- Déficit d'apprentissage et de comportement.

– Signes physiques :

- Grande taille (par rapport aux ascendants et collatéraux) ;

- Corps rond ;
- Tendance à l'obésité ;
- Seins excessivement énormes ;
- Absence de pilosité faciale et corporelle ;
- Production insuffisante de testostérone.

Ci-après illustré le Syndrome de Klinefelter (Scorpio Woman, 2016) :

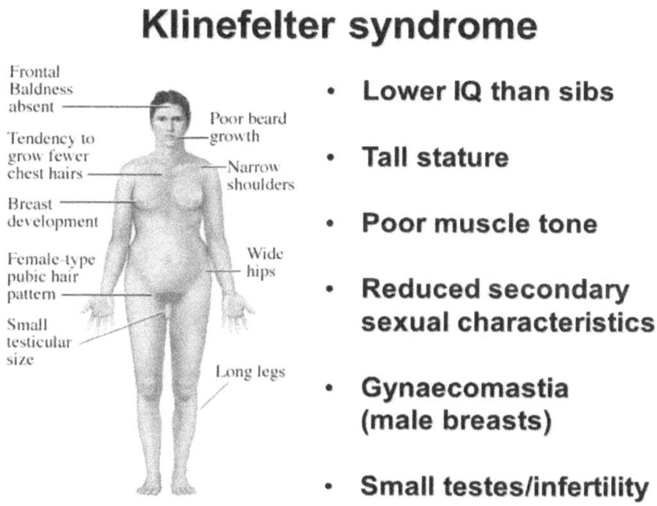

Figure 13. *Syndrome de Klinefelter (illustration)*

Source : https://fr.wikipedia.org/wiki/Syndrome_de_Klinefelter

11.6. Syndrome de Sheehan

Il a plus d'une dénomination synonymique : Simond syndrome, postpartum hypopituitarism, postpartum pituitary gland necrosis, etc.

Le Syndrome de Sheehan est un hypopituitarisme (baisse de fonctionnement de la glande pituitaire ou hypophysaire), causé par la nécrose ischémique de l'antéhypophyse due à la perte du sang sanguine, et au choc hypovolémique pendant et après l'accouchement (Tessnow and Wilson, 2010) ; (Medbullets Team, 2019) :

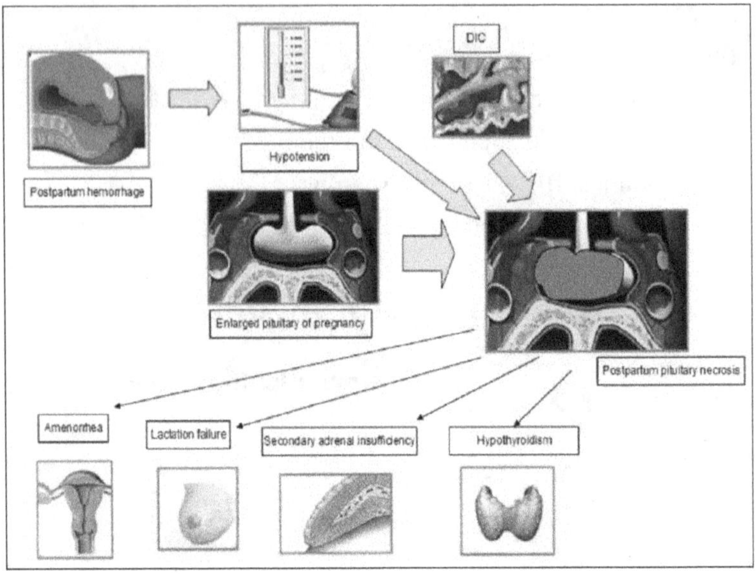

Figure 14. Syndrome de Sheehan (illustration)

Source : https://images.app.goo.gl/mtFkAXnLASctseSa7

11.7. Asherman's Syndrome (AS)

Encore appelé syndrome de Fritsch, c'est une fibrose de l'endomètre consécutive le plus souvent à une dilatation et curetage de la cavité intra-utérine, ou au curetage en post-partum, qui débouche sur une aménorrhée (Santamaria *et al.*, 2020). Ci-après illustré AS (Sharon Lamothe, 2019).

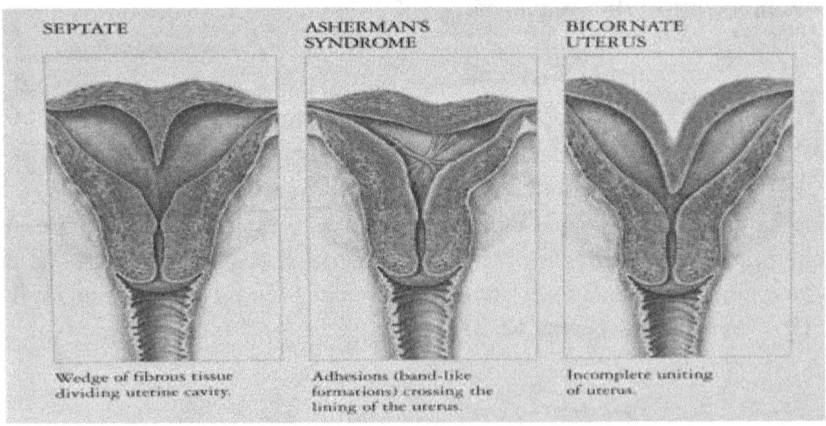

Figure 15. Syndrome d'Asherman (au milieu/illustration)

Source : https://images.app.goo.gl/sVmmyEGmKQwzTFa36

11.8. Syndrome de Fitz-Hugh-Curtis

11.8.1. Définition

Périhépatite consécutive à une complication de gonorrhée ou de l'infection à chlamydia chez les femmes

11.8.2. Diagnostic

Le syndrome Fitz-Hugh Curtis se manifeste par la fièvre et la douleur de l'hypocondre droite.

Il se caractérise par les adhérences entre le foie et d'autres sites dans le péritoine. Le traitement curatif utilisé et approprié est celui de la gonorrhée ou de l'infection à chlamydia. Le traitement est symptomatique et curatif, médical et chirurgical (cœlioscopie) (Reichert et al., 1976).

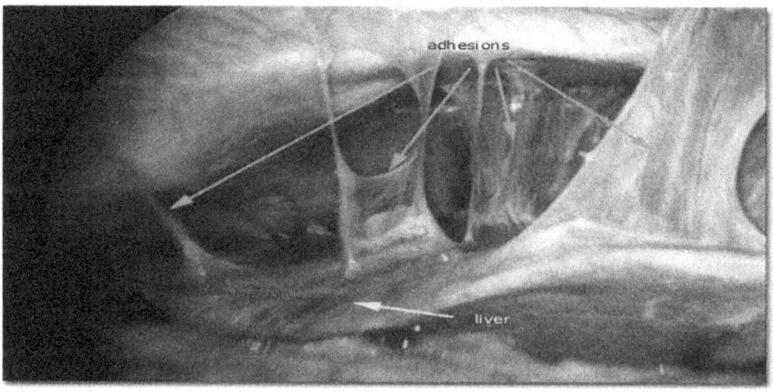

Figure 16. Syndrome Fitz-Hugh-Curtis (illustration)

Source : https://images.app.goo.gl/8q4bD7zDwsjb1UCy7

11.9. Syndrome de Cushing

✓ Définition

Hypercorticisme chronique par un excès de sécrétion corticosurrénalienne du cortisol (Barbot et al. 2020).

Prévalence

En Turquie, 2/1000 syndromes de Cushing rapportés chez les personnes obèses (Atar et al., 2020).

✓ **Causes**

- Adénome corticosurrénalien,
- Adénome hypophysaire corticostérone (ACTH sécrétant),
- Sources ectopiques d'ACTH,
- Origine médicamenteuse (prise excessive de corticoïdes).

✓ Clinique

o Faciès : « lunaire », bouffi ou gonflé et rouge ; hirsutisme ou croissance pileuse activée

✓ Cou : enkystement de formations lipidiques disgracieuses au niveau du cou, de la nuque, connues sous le terme de bosses de bison (de *Buffalo neck* anglais).

✓ Tronc : obésité ou lipodystrophie facio-tronculaire.

✓ Membres : minces, contrastant avec le tronc, car cette obésité est localisée, on observe une fonte musculaire au niveau des jambes et des bras. Signe du tabouret : le patient accroupi se relève difficilement sans appui (car fonte des muscles).

✓ D'autres symptômes moins manifestes : Hypertension artérielle avec valeur diastolique élevée ; ecchymoses fréquentes avec ampleur injustifiée ; affinement et chute des cheveux.

✓ Peau fine fragile présentant des vergetures larges et pourpres (différentes de celles de la grossesse) ; acné.

✓ Signes fonctionnels

o Appétit stimulé ;

o Troubles du sommeil ;

o Fatigue nerveuse, stress chronique, certains troubles psychologiques (ex. : épisodes dépressifs typiquement, épisodes maniaques, agressivité).

o Troubles du cycle menstruel (chez la femme) ;

Ci-après une illustration du Syndrome de Cushing (SF Endocrino, 2016).

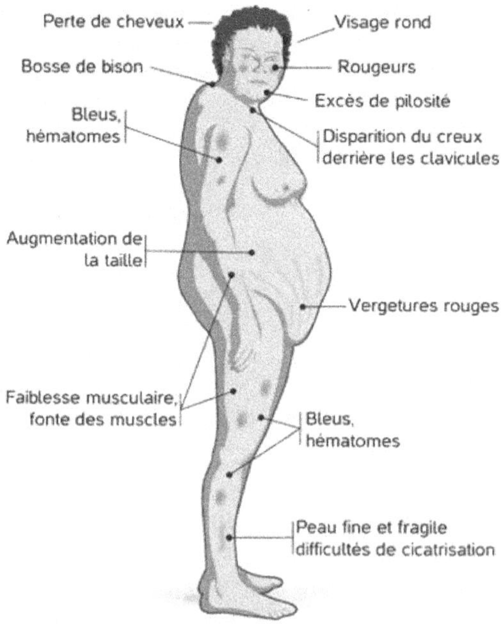

Figure 17. Syndrome Cushing (illustration)

Source : https://images.app.goo.gl/4Yr96xigc3vmvqWG7

11.10. Syndrome de Morris

Dénominations

Le syndrome de Morris a de nombreux synonymes : syndrome de testicule féminisant de Goldberg, syndrome de féminisation testiculaire, syndrome du testicule non virilisant, de l'anglais « testicular feminization syndrome » ou « Morris' syndrome », syndrome d'insensibilité partielle ou complète aux androgènes (AIS)

Les testicules se retrouvent dans les grandes lèvres, le canal inguinal ou l'abdomen. « Le » patient présente un aspect féminin, l'appareil génital externe est semblable à celui de la femme et le comportement psychoaffectif féminin, dans la plupart des cas. L'appareil génital interne se caractérise par l'absence d'utérus, d'ovaires, de trompes, d'où l'aménorrhée primaire (non-apparition des règles malgré l'âge bien avancé) et l'incontournable infertilité/stérilité (Fulare *et al.*, 2020). Ci-après une illustration du syndrome de Morris (Salvador et Tusseau, 2019).

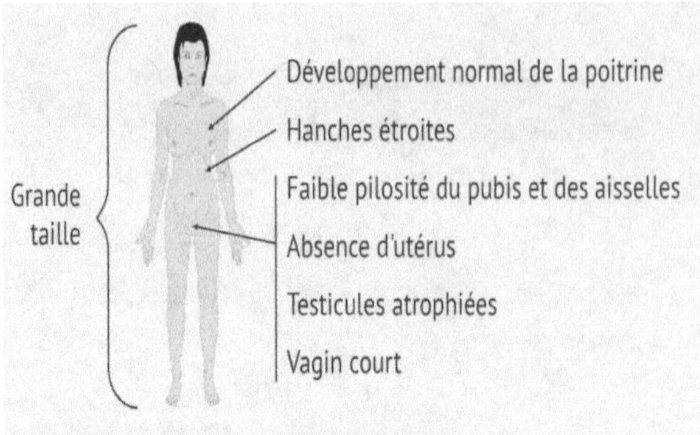

Figure 18. Syndrome de Morris (illustration)

Source : https://images.app.goo.gl/pfAnHpXSUPfHVxBFA

11.11. Syndrome de CREST

Maladie auto-immune rare, encore appelée sclérose systémique cutanée limitée, le syndrome de CREST est une forme de sclérodermie (durcissement de la peau) affectant en général des patients entre 40 et 70 ans, et plus particulièrement des femmes. Il se manifeste par les éléments récapitulés dans le tableau ci-après :

Tableau 5. Manifestation du Syndrome de CREST

Symbole	Signification
(C)	Calcinose cutanée
(R)	Phénomène de Raynaud ;
(E)	Dysfonction œsophagienne ;
(ST)	Sclérodactylie et télangiectasies

Source : https://fr.wikipedia.org/wiki/Syndrome_CREST

En gynécologie, la maîtrise des syndromes, conjugaisons de signes susceptibles d'orienter vers une pathologie/anomalie biologique ou physiologique, est un facteur fondamental, non seulement pour le diagnostic, mais aussi pour une prompte prise en charge conservatoire, en attendant les examens complémentaires, qui permettront par exemple de faire un pronostic sur les possibilités de maternité : insémination, fécondation in vitro, procréation pour autrui, adoption.

SECTION VI

PATHOLOGIES EN GYNÉCOLOGIE

12.

Maladies de dénomination anthroponymique

12.1. Maladies de Cushing

12.1.1. Définition

La maladie de Cushing est l'une des formes du syndrome de Cushing, strictement associée à une origine dite « haute », ou hypophysaire (adénomes corticotropes sécrétant de l'ACTH) (Meyer, 1983).

12.1.2. Prévalence

Une prévalence de 4/1000 a été rapportée chez les personnes obèses en Turquie (Atar *et al.*, 2020).

12.2. Maladie d'Addison

12.2.1. Définition

La maladie d'Addison, ou insuffisance surrénalienne chronique primaire, est une affection endocrinienne rare caractérisée par le défaut de sécrétion des hormones surrénaliennes en particulier les glucocorticoïdes (cortisol) et les minéralocorticoïdes (aldostérone) (Betterle *et al.*, 2019) ; (Naletto *et al.*, 2019).

12.2.2. Cause

Il existe des formes « primaires » directement liées à une atteinte des glandes surrénales (excluant donc toute autre piste causale). C'est une insuffisance surrénalienne lente qui associe une destruction progressive de la corticosurrénale (causes secondaires aussi).

✓ Clinique

- Asthénie (avec courbatures) ;
- Goût prononcé pour le sel ;
- Hypotension artérielle (surtout orthostatique) ;
- Amaigrissement (anorexie) ; et
- mélanodermie (hyperpigmentation au niveau des points de frottement et des muqueuses).

✓ Paraclinique

- Hyponatrémie et
- hyperkaliémie dues à l'insuffisance d'aldostérone (impliquée dans la réabsorption rénale du sodium et l'excrétion rénale du potassium).

- o Hypoglycémie (surtout le matin à jeun), qui s'explique par l'insuffisance de cortisol (jouant un rôle hyperglycémiant).

12.3. Maladie de Mondor du sein

Pathologie thrombotique veineuse superficielle de la paroi thoracique, décrite pour la première fois par Henri Mondor en 1942. Plutôt rare, généralement bénigne et spontanément régressive, la maladie de Mondor du sein est habituellement consécutive à la chirurgie mammaire (AlSheef *et al.*, 2019) ; (Boonjunwetvat *et al.*, 2019).

Quelques cas, plus rares sont rapportés chez les hommes, au niveau du pénis (Sheikh *et al.*, 2020).

12.4. Maladie de Raynaud

12.4.1. Définition

La maladie de Raynaud est un désordre vasculaire du système circulatoire dans les extrémités (doigts, nez, orteils) (Esteireiro and Bicho, 2020) ; (Stjernbrandt *et al.*, 2019) ; (Ben *et al.*, 2018).

12.4.2. Clinique

La maladie de Raynaud se manifeste par des réactions hyperactives au froid (températures ambiantes/contact avec un objet glacé/glacial).

12.4.3. Classification

- o Syndrome de Raynaud primaire

Absence de toute pathologie causale identifiée.

12.4.4. Syndrome de Raynaud secondaire

Existence d'une autre condition médicale sous-jacente, comme :

- Lupus ;
- Syndrome du tunnel carpien ;
- Syndrome de CREST ;
- Iatrogène (produits chimiques et autres médicaments) ;
- Stress émotif : peut également provoquer des attaques de Raynaud.

12.5. Maladie de Crohn

12.5.1. Définition

Syndrome inflammatoire affectant l'appareil digestif : en général, toutes les parties, mais surtout la partie entre l'appareil digestif et la fin de l'intestin grêle, jusqu'au rectum (*Tabarin 2000*).

12.5.2. Clinique

- Alternance épisodes de diarrhées sévères/aiguës, diarrhées modérées défécations normales ;

– Mucus et/ou sang dans les selles, avec risque d'anémie ;

– Douleur abdominale sévère aggravée pendant du repas ;

– Malnutrition conséquente et fatigue sévère ;

– Perte de poids inexpliquée avec des périodes de diarrhée, plus précoces symptômes ;

– Perte de poids attribuable à l'incapacité d'absorber les éléments nutritifs, ou en raison de l'élimination par la diarrhée ;

– Nausées et/ou vomissements ;

– Fébricule (38 °C), due à des réactions inflammatoires ;

– Inflammation des yeux ;

– Éruptions cutanées.

De nombreuses pathologies (anomalies) peuvent perturber, causant plus ou moins de dégâts de gravité variée, le circuit gynécologique. Beaucoup desdites maladies ont été décrites, avec un accent particulier sur les symptômes/signes, les facteurs de risque et des traitements ont été proposés. La maîtrise de ces maladies facilite la tâche du gynécologue – pour le bien-être de la patiente et de son entourage.

SECTION VII

MANŒUVRES EN GYNÉCOLOGIE

13.

Manœuvres

13.1 Manœuvre de Tillaux

13.1.1 Définition

Aussi appelée manœuvre d'adduction contrariée de Tillaux, c'est une technique d'examen médical pour l'évaluation clinique des masses tumorales du sein, décrite par Paul Tillaux (1834 - 1904), chirurgien et anatomiste français (FNCLCC, 2001).

13.1.2. Procédure

– Palper la masse tumorale, en demandant à la patiente d'exécuter un mouvement d'adduction contrariée du bras.

– La patiente essaie de rapprocher le bras de son corps contre la pression exercée par le médecin qui l'en écarte.

13.1.3. Rôle

La manœuvre de Tillaux a pour effet de contracter le muscle grand pectoral, permettant ainsi au médecin d'apprécier le degré de mobilité/fixité de la tumeur par rapport au plan profond, constitué du grand pectoral.

Une tumeur limitée au sein reste mobile par rapport au grand pectoral.

La fixité suggère l'envahissement du plan profond par la tumeur (FNCLCC, 2001).

13.2. Manœuvre de Delbet

13.2.1. Définition/rôle

Manœuvre de Delbet : permet d'apprécier le fonctionnement des muscles releveurs de l'anus en cas de prolapsus à travers une adduction contrariée des cuisses.

13.2.2. Procédure

Les doigts introduits dans le vagin recherchent la saillie ferme des muscles pendant que l'avant-bras de l'examinateur s'oppose à l'adduction forcée que réalise le rapprochement des genoux par la patiente (Blanc & Siproudhis, 2005).

En gynécologie, les choses ne se passent pas toujours naturellement bien. Parfois, le praticien doit recourir à la dextérité. C'est ainsi que des « manœuvres » ont été décrites par des scientifiques expérimentées afin d'orienter le gynécologue, afin d'éviter la navigation à vue. La maîtrise desdites manœuvres, dans la double perspective exploratoire et réparatrice, est fondamentale pour la prompte solution efficace aux possibles anomalies et/ou complications gynécologiques.

SECTION VIII

INDICES EN GYNÉCOLOGIE

14.

Indices

En anglais « index », l'indice est une cotation qui permet d'évaluer une entité anatomique ou biologique.

14.1. Indice colposcopique de REID

14.1.1. Définition

Évaluation du risque de sévérité des lésions cervicales observées au cours de la colposcopie.

14.1.2. Variables de cotation de l'indice colposcopique de REID

– Couleur du col à l'application de l'acide acétique (A) ;

– Marges lésionnelles (M) ;

– État vasculaire (V) ;

– Couleur après application de l'iode (Lugol) (I).

Toutes ces variables peuvent être résumées selon le sigle MAVI.

14.1.3. Cotation de l'indice colposcopique de REID

Chacune des 4 variables de l'IC de REID étant cotée de 0 à 2, le maximum est de 8 (Suwanthananon & Inthasorn, 2020) ; (Boonlikit, 2016).

Tableau 6. Indice colposcopique de REID

Variables à explorer	Cotation		
	0 pt	1 pt	2 pts
Couleur à l'application de l'acide acétique à 5 %	Blanchiment de faible intensité/indistinct/transparent ou translucide/au-delà des limites de la zone de remaniement blanc neigeux (surface très brillante)	– Couleur intermédiaire blanc/gris – Surface brillante	Terne, opaque, blanc d'huître ; gris
Marge de la lésion et configuration de surface	– Lésions planes aux marges indistinctes – Lésions anguleuses, déchiquetées – Lésions satellites au-delà des limites de la zone de remaniement	Formes régulières, aux contours lisses et francs	– Bords enroulés desquamants – une région centrale de haut grade et une région périphérique de bas grade
Vaisseaux	– Vaisseaux de calibre fin et uniforme – Ponctuation et/ou mosaïque	Absence de vaisseaux	Ponctuation ou mosaïque large bien définies, dispersées
Imprégnation à l'iode	– Couleur brun acajou Imprégnation négative d'une lésion insignifiante (régions au-delà de la zone de remaniement)	Imprégnation partielle à l'iode Aspect tacheté (couleur changeante)	Imprégnation négative à l'iode des lésions importantes

Source : https://screening.iarc.fr/colpochap.php?chap=7.php&lang=2tableau 7.2

14.1.4. Interprétation de l'indice colposcopique de REID

L'indice colposcopique de REID (ICR) est une cotation de prédiction colposcopique du diagnostic histologique de la lésion précancéreuse.

Tableau 7. Correspondance indice de REID et histologie

ICR (score total)	Histologie/interprétation
[0 – 2[	Probablement une CIN 1
[3 – 4[	Lésion intermédiaire (CIN 1/CIN 2)
[5 – 8[	Probablement une CIN 2/3

Source : https://www.oncogyn.ca/index.php/index-colposcopique-de-reid

14.1.5. Exploitation du résultat de l'ICR

Toujours procéder à une biopsie et attendre le rapport histologique avant d'entreprendre quoi que ce soit.

14.2. Indice de Karnofsky

Une échelle qui permet au médecin d'évaluer le degré d'autonomie et de dépendance d'un patient. L'évaluation se fait en pourcentage. L'indice va de 100 % normal, aucune plainte, aucun signe ou symptôme de maladie) à 10 % (« moribond, processus fatal progressant rapidement ») en passant par différents états intermédiaires (voir annexe) (Karnofsky & Burchenal et al., 1949).

14.3. Indice/échelle de performance de Zubrod ECOG/OMS

L'échelle de l'Eastern Cooperative Oncology Group (ECOG), publiée par Oken *et al.,* (1982), également appelée « échelle de l'OMS » ou « échelle de Zubrod », d'après C. Gordon Zubrod, s'étend sur six valeurs, de 0 à 5, où 0 représente un bon état de santé et 5 le décès : son avantage sur l'échelle de Karnofsky réside dans sa simplicité (Oken et al., 1982).

Pour une prise en charge efficiente, le diagnostic se doit d'être le plus complet et précis possible. Il implique donc non seulement les symptômes, décrits par la patiente elle-même (anamnèse), des signes observés par le clinicien (examen clinique), parfois aidé par la technologie sophistiquée (paraclinique), mais aussi les indices, produits de l'observation opérationnelle des prédécesseurs sur le chemin de la recherche et de la pratique de la médecine. Négliger de tels éléments pourrait se révéler préjudiciable dans un domaine aussi précieux et délicat que la gynécologie-obstétrique.

SECTION IX

SCORES EN GYNÉCOLOGIE

15.

Scores en gynécologie

15.1. Score d'Insler

15.1.1. Définition et rôle

Score d'Insler : résultat d'un test gynécologique pour évaluer la qualité de la glaire cervicale.

15.1.2. Moment indiqué pour l'évaluation en vue d'établir le score d'Insler

L'évaluation de la glaire se fait au moment supposé de l'ovulation (14e jour du cycle).

15.1.3. Variables prises en considération pour le score d'Insler

Le score d'Insler se base sur 4 variables, dont 3 pour la glaire (abondance, filance, cristallisation), et une pour col (ouverture).

15.1.4. Cotation du score d'Insler

Chaque variable étant cotée sur 3, la cotation maximale est 12.

Tableau 8. Score d'Insler

Variables			Cotation			Total max
			1	2	3	12/12
1.	Col	Ouverture	Ponctiforme	Perméable	Béant	3/3
2.	Glaire	Abondance	Minime	En gouttes	En cascade	3/3
3.		Filance (cm)	[1-4[	[5-8[	8	3/3
4.		Cristallisation	Linéaire	Partielle	Complète	3/3

Source : https://fr.wikipedia.org/wiki/Test_de_H%C3%BChner#Score_d'Insler

15.1.5. Interprétation

Tableau 9. Interprétation du score d'Insler

Score d'Insler	**Interprétation**
[0-3]	Nul
[4-7]	Insuffisant
[8-0]	Bon
11-12	Excellent

Source : https://fr.wikipedia.org/wiki/Test_de_H%C3%BChner#Score d'Insler

15.1.6. Exploitation du Score d'Insler

Le score d'Insler est utilisé pour évaluer le comportement des spermatozoïdes dans l'utérus. D'où le terme « test post-coïtal (TPC) » de Huhner (*Lavaud, 1994*).

15.2. Test-post coïtal de Huhner

15.2.1. Définition et rôle

Le test de Huhner : examen (microscopique) des spermatozoïdes dans la glaire cervicale.

Il permet d'évaluer le comportement et la capacité des spermatozoïdes à pénétrer dans la glaire cervicale en période préovulatoire en comptant les spermatozoïdes mobiles et immobiles (*Lavaud, 1994*).

15.2.2. Conditions de réalisation du test post-coïtal de Huhner

Le test-post coïtal de Huhner se fait en présence d'une glaire cervicale optimale, donc après un test de Insler favorable.

Il faudrait donc tenir compte des caractéristiques du cycle :

– *Cycle menstruel régulier ovulatoire*

En prenant comme repère la courbe ménothermique du cycle précédent, le test se fait le dernier jour de la température basse (pour un cycle régulier de 28 jours), le 15ᵉ ou le 16ᵉ jour avant dates prévues du début des prochaines règles, dates présumées d'ovulation.

– *Cycles menstruels irréguliers et ovulatoires*

Faire le test le jour j (j = durée moyenne du cycle — 14 jours).

– *Cycles anovulatoires*

Faire le test après l'obtention d'une glaire cervicale satisfaisante (consécutive à l'administration d'une œstrogénothérapie pendant 3 à 5 jours, éthynylestradiol 100 µg/jour ; ou 17 bêta-œstradiol : 4 à 8 mg/jour) ; la posologie et la durée du traitement peuvent être augmentées.

Le test post-coïtal peut se refaire au bout de 48 heures, si la qualité de la glaire cervicale n'est pas optimale.

15.2.3. Quand procéder au test post-coïtal de Huhner

Le test post-coïtal de Huhner se fait 8 à 12 jours après le rapport sexuel (pénétration/dépôt du sperme) ;

– Autant que possible, le rapport sexuel, source du dépôt à tester se fait au bout de 3 jours d'abstinence […].

– Éviter toute toilette vaginale après le rapport (dépôt du sperme à tester) ;

– Établir une courbe ménothermique pour le cycle en cours ;

– Tout lubrifiant à l'insertion du spéculum est proscrit ;

– Examiner la glaire cervicale au microscope dès prélèvement ;

– Observer la glaire cervicale (à l'aide d'un microscope à contraste de phase, à l'objectif 25 – 40 ; donc avec un grossissement allant de x 250 à x 400) de plusieurs champs pour établir une moyenne de nombre de spermatozoïdes mobiles par champ.

15.2.4. Interprétation du test post-coïtal de Huhner

Elle tient compte des indications contenues dans le tableau suivant :

Tableau 10. Interprétation du test post-coïtal de Huhner

Résultat du test	Signification
Négatif	Absence totale de spermatozoïdes
Déficient	Tous les spermatozoïdes immobiles/mobiles sur place
Faiblement positif	Moins de 5 spermatozoïdes mobiles/champ
Positif	5 spermatozoïdes mobiles/champ
Richement positif	Plus de 10 spermatozoïdes mobiles/champ

Source : https://www.fivfrance.com/page_ana06.html

15.2.5. Exploitation des résultats du test-post coïtal de Huhner

Le test post-coïtal de Huhner est utilisé pour calculer le score de Fernandez.

En gynécologie, les scores constituent un élément fondamental d'évaluation des cellules appelé à intervenir dans la physiologie. Bien maîtrisés, ils consolident le diagnostic, orientent le pronostic ainsi que la conduite à tenir, notamment dans la perspective de procréation. Le profil des spermatozoïdes, résultat du test post-coïtal par exemple, peut orienter vers d'autres moyens pour concrétiser le désir de maternité : insémination, fécondation in vitro, procréation pour autrui, adoption.

SECTION X

CONCEPTS DE SANTÉ PUBLIQUE EN GYNÉCOLOGIE

16.

Soins après avortement (SAA)

16.1. Généralités

16.1.1. Définitions

SAA : traitement des complications de l'avortement

Avortement : acte qui consiste à mettre fin à une grossesse (à en éviter l'aboutissement, qu'est le bébé).

Il existe deux types d'avortement :

Avortement médical : pratiqué dans des conditions appropriées, par un personnel médical qualifié, généralement programmé, préparé d'avance, même si les cas d'urgence peuvent se présenter.

L'avortement septique : généralement considéré septique (chapitre 28).

Il s'agit ici essentiellement de l'avortement médicalisé.

16.1.2. Pertinence des SAA

L'on estime qu'une grossesse sur quatre à travers le monde se termine par un avortement chaque année. Autrement dit, nombreuses sont des femmes qui, à un moment de la vie, ont recours à l'avortement.

16.1.3. Rôle

Les SAA contribuent à la réduction de la mortalité et de la morbidité maternelles, grâce à la prise en charge préventive, clinique, médicamenteuse, psychologique des éventuelles complications, au traitement des complications, au counseling et à la facilitation de la référence vers d'autres services de santé reproductive, tels que le planning familial.

16.1.4. Classification des SAA

Il en existe de manière générale, deux types :

– Soins après avortements de base (SAAB) (5 fonctions) ;

– Soins après avortements complets (SAAC) (2 fonctions supplémentaires) (Broen *et al.*, 2005).

16.2. Soins après avortement de base

Les SAAB sont prodigués en deux étapes :

16.2.1. Traitement d'urgence

Elle se résume à l'évacuation utérine, exécutée ainsi qu'il suit :

– Évaluation initiale pour les conditions d'urgence ;

– Entretien avec la patiente : diagnostic, PEC, technique ;

– Évaluation médicale ;
– Stabilisation (voie veineuse, antibiotiques) avant l'AMIU ;
– Évacuation utérine par l'AMIU ;
– Référence ou transfert pour PEC spécifique (chirurgie majeure).

16.2.2. Contraception/planning familial

Débuter le PF immédiatement à la fin de l'avortement, afin d'éviter d'autres grossesses susceptibles de subir le même sort, dans la mesure où :

– L'ovulation peut se faire dès le 11e jour post-abortum (le retour des couches ne saurait être invoqué) ;

– 75 % des femmes ovulent dans les 6 semaines post-abortum.

Le choix de la méthode contraceptive devrait dépendre des critères d'éligibilité établis par l'OMS. En effet, les indications/contre-indications des méthodes de contraception sont regroupées sous le concept des quatre critères de recevabilité, en fonction du terrain de chaque patiente. Ainsi l'on distingue :

Critère 1 : méthode ne présentant aucun risque pour la personne en question ;

Critère 2 : méthode présentant un risque mineur pour la personne en question ;

Critère 3 : méthode ne pouvant être utilisée que dans des conditions exceptionnelles ;

Critère 4 : méthode totalement contre-indiquée.

Tableau 11. Méthodes de contraception

Méthodes	Début	Observation
Hormonale/barrières	Immédiatement	Peut commencer, même en cas d'infection ou d'anémie
DIU (< 12 SA)	Immédiatement/peu après	– Si infection : reporter jusqu'à guérison. – Si hémoglobine < 7 g/dl : attendre amélioration. Proposer une méthode intérimaire
DIU (> 12 SA)	Juste après	Comme au post-partum
Ligature des trompes	Immédiatement/un peu plus tard	– strict respect des conditions d'hygiène – Report si infection/hémoglobine < 7 g/dl

Source : P. M. Tebeu

16.2.3. Des autres services de santé de reproduction

✓ Traitement des infections sexuellement transmissibles (IST) ;

✓ Dépistage du cancer du col pour les femmes âgées de 30 à 35 ans ;

✓ Services d'infertilité ;

✓ Conseils avant une éventuelle grossesse postérieure (nutrition, vaccinations, prise en charge médicale de l'actuelle situation problématique) ;

✓ Sérovaccination antitétanique.

16.2.4. Counseling

✓ Éviter des d'accabler la patiente ;

✓ Respect de ses droits ;

✓ Accueil/réception dans le respect (à toutes les étapes de l'AMIU).

16.2.5. Implication de la communauté (partenariat)

✓ Informations sur les SAA ;

✓ Implication des leaders communautaires ;

✓ Partenariat entre communauté et prestataires.

16.3. Composantes des soins après avortement complet

1. Les 5 fonctions SAAB (ci-dessus listées) ;
2. TFS ;
3. Chirurgie des complications (perforation, fistule).

Toute personne ayant avorté, quelles qu'en soient les raisons et les circonstances, devrait bénéficier de soins après avortement dans les meilleures conditions possibles et adaptés à son cas. Le médecin se doit de faire clairement la différence entre les conseils (sensibilisations), et la morale et autres considérations spirituelles. Accabler la patiente pourrait constituer un danger pour sa santé psychique, à court, à moyen et/ou à long terme, sans aucune valeur ajoutée.

17.

Conduites contraceptives

17.1. Généralités

17.1.1. Définitions

Contraception

« Contrer la conception », empêchement de la survenue de la grossesse.

Bonnes conduites contraceptives

Attitudes adoptées/moyens convenablement utilisés pour éviter la survenue de la grossesse.

17.1.2. Intérêt

De bonnes pratiques contraceptives permettent entre autres de :

- Mieux maîtriser son corps, sa sexualité, et choisir le moment de procréation, et non de la subir.
- Éviter des problèmes liés aux grossesses subies (avortements septiques, clandestins).
- Éviter des grossesses à haut risque, contre-indiquées dans une situation sanitaire/biologique donnée.
- Jouir de la latitude de vivre des grossesses choisies, programmées, épanouies.

De bonnes conduites contraceptives contribueraient de manière significative à la réduction de la mortalité maternelle : la bonne attitude contraceptive est une stratégie fondamentale de santé publique.

17.1.3. Rappels

17.1.3.1 Des préalables à une grossesse

- Axe hypothalamo-hypophyso-ovarien et utérin
- Cycle ovulatoire
- Perméabilité tubaire

17.1.3.2 Des qualités d'un bon contraceptif

- Efficacité : Indice de Pearl = (nombre de grossesses x 12 x 100)/nombre de mois d'exposition = % de Grossesses/mois. AF

$$\text{Indice de Pearl} = \frac{\text{Nombre de grossesse x 12 x 100}}{\text{Nombre de mois d'exposition}}$$

$$= \boxed{\text{\% de grossesses/mois. AF}}$$

Figure 19. Calcul de l'indice de Pearl

- Innocuité
- Acceptabilité
- Accessibilité
- Facilité d'utilisation.

17.2. Méthodes de contraception

Il existe deux grands groupes de méthodes de contraception.

17.2.1. Méthodes naturelles

17.2.1.1. Définition

L'on parle de méthode contraceptive naturelle quand elle ne suppose pas le recours aux items/matériels (latex) ou chimiques (hormones, spermicides), etc., par opposition aux méthodes non naturelles en y recourent.

17.2.1.2. Quelques méthodes naturelles

✓ **Méthode d'allaitement maternel et aménorrhée (MAMA)**

Concept

Elle consiste à conjuguer l'allaitement adapté pendant la période qui précède le retour des couches.

Contraintes pour le succès de la MAMA

L'efficacité de la MAMA ne peut être garantie que dans des conditions bien précises, spécifiées dans le tableau ci-après.

Tableau 12. Conditions pour le succès de la MAMA

N°	Indicateurs	Quantificatif
1.	Fréquence	Au moins 6 tétées/24 h
2.	Durée	Au moins 10 min chacune
3.	Espacement	Pas plus de 4 heures
4.	Menstruation	Absence de tout saignement menstruel (aménorrhée absolue/sans effet dès retour aux couches,).

Source : Tebeu

Limites de la MAMA

Le strict respect des conditions requises pour s'assurer de l'efficacité de la méthode MAMA est loin d'être une sinécure de nos jours où les mamans ne sont plus essentiellement « femmes au foyer ». En effet, exerçant des activités hors de la maison, parfois avec agendas contraignants, elles ne sont pas toujours en situation de se consacrer convenablement au bébé (rigoureux chronogramme allaitement).

Cependant, dans les conditions strictes, IP est de 2 % à 6 mois ; 7 % à 12 mois. D'où la nécessité d'associer à la MAMA d'autre (s) méthode (s) (barrières et/ou chimiques).

Mécanisme d'action de la MAMA

La méthode MAMA inhibe l'ovulation

✓ ***La méthode d'Ogino-Knaus***

Aussi appelée « méthode calendrier », elle consiste à éviter des rapports sexuels/pénétration durant la période de fertilité.

Limites de la méthode d'Ogino-Knaus

- L'irrégularité des cycles.

- Faiblesse face à la libido/sollicitation
- Interprétation aléatoire de la glaire, due à la présence des lochies

Mécanisme d'action

La méthode d'Ogino-Knaus évite la rencontre entre les gamètes (mâle et femelle), et par conséquent, la possibilité de la fécondation.

17.2.2. Méthodes barrières

Il existe deux types de barrières

17.2.2.1. Barrières mécaniques/matérielles

Préservatifs/« en latex/polyuréthane » (homme/femme)

Forces des barrières matérielles

- Elles préservent également contre les IST.
- Pourrait potentialiser la méthode MAMA

Limites

Utilisation supposant l'adhésion du partenaire (de l'autre), ne dépend plus de la seule volonté d'une personne.

✓ **Préservatif masculin**

Efficacité cependant faible par rapport à celle des contraceptifs hormonaux : IP : 3,6-5,4 %

✓ **Préservatif féminin (latex)**

Particulièrement délicat au regard du maniement intravaginal, surtout en post-partum.

- **Diaphragme vaginal**

Limites

- Difficultés de maniement intravaginal
- Ne protège pas contre les IST

17.2.2.2. Barrières chimiques

Utilisation des gels et éponges de spermicides

Forces

Peuvent être utilisés en association avec MAMA ou le préservatif pour potentialiser l'efficacité contraceptive

Limites

Des cas de contre-indication. En cas d'allaitement, utiliser les préparations à base de chlorure de benzalkonium (Pharmatex* en crème, éponge ou ovule). Car action locale stricte.

- Pose des difficultés de maniement intravaginal
- Ne protège pas contre les IST
- Mécanisme d'action : détruit les spermatozoïdes

17.2.3. Méthodes endo-utérines/DIU au cuivre

17.2.3.1. Composition du DIU au cuivre

Les DIU actuels contiennent du cuivre (CUT 380A ; TT380, UT 380, NovaT).

Forces

- Longue durée d'action sans risque cardio-vasculaire
- Pose possible dès le 3e jour pour AVB, 3e mois pour AVH.

17.2.3.2. Limites de la méthode endo-utérine

Contre-indication absolue en cas de malformation utérine et/ou d'infections génitales.

17.2.3.3. Mécanisme d'action de la méthode endo-utérine

Empêche la fécondation par un phénomène mécanique

Empêche la nidation par le phénomène mécanique et chimique, car altère la qualité de l'endomètre.

DIU au Lévonorgestrel

Mécanisme d'action : agit comme le DIU, et comme progestérone

17.2.4. Méthodes hormonales

17.2.4.1. Contraceptif hormonal à base d'œstroprogestatifs

Définition

Ils contiennent un œstrogène de synthèse (éthynylestradiol) et un progestatif de synthèse.

– Mécanisme d'action :

- Inhibe l'ovulation
- Empêche l'ascension des spermatozoïdes à travers les trompes par l'épaississement de glaire.
- Entrave la nidation en rendant le milieu impropre à la nidation.

N.B. Strict respect des indications/contre-indications.

Contraintes

Nécessité d'une surveillance/contrôle biologique 3 à 6 mois après début d'administration. En cas de bilan normal, pas de nécessité de le refaire avant 5 ans.

Présentation

Œstroprogestatifs oraux combinés, injections mensuelles, patchs cutanés, anneaux vaginaux.

Posologie/présentation

Plaquettes de 21j/28 ; ou de 28 j/28 ; les 7 derniers comprimés étant des placebos.

Précautions/contraintes

Attendre 6 semaines en cas d'allaitement (OMS)/contre-indiqué en post-partum.

Dispositifs

- Patchs : pas de données en post-partum
- Anneaux : pas de données en post-partum

17.2.4.2. Base de progestatifs purs

– Définition : /authentiques/non mélangés/sans additif (rien d'autre que les progestatifs).

– Présentation et modalités d'utilisation de progestatifs purs

Résumé dans le tableau synoptique ci-après.

Tableau 13. Modalités d'utilisation de progestatifs purs

N°	Modalités	Indication/moment
1.	Oraux	Dès le 10e jour
2.	Injectables	Post-partum immédiat
3.	Implants	Post-partum immédiat

Source : Tebeu

– Mécanisme d'action

- Inhibition de l'ovulation
- Rend l'utérus impropre à la nidation (toxique)
- Empêche l'ascension des spermatozoïdes par épaississement de glaire.

17.2.5. Stérilisation

Il en existe deux possibilités :

17.2.5.1. LSBT (femme)

Ligature/section bilatérale des trompes.

Moment indiqué

Possible en post-partum/en intervalle.

17.2.5.2. Vasectomie ou LSBC (homme)

Ligature section bilatérale des déférents canaux).

Moment indiqué.

17.3. Critères OMS de recevabilité des méthodes contraceptives ?

Les critères de recevabilité définissent les indications relatives comme critères I, II et III et les contre-indications comme critères IV.

17.3.1. Contre-indications relatives

Tableau 14. Critères de recevabilité de l'OMS de quoi

Critères éligibilité	Caractéristiques	Conduite à tenir
Classe I	Aucune restriction (de la méthode)	En toutes circonstances
Classe II	Condition où l'utilisation > risques théoriques/prouvés.	Méthode indiquée.
Classe III	Risques théoriques/prouvés > avantages.	Non indiquée d'autres méthodes appropriées/acceptables.
Classe IV	Risque inacceptable lié à la méthode.	Ne devrait pas être utilisée.

Source : Shttps://www.who.int/fr/publications-detail/9789241549158

17.3.2. Contre-indications absolues (pour œstroprogestatifs)

- Antécédents de thrombose ;
- Affections exposant aux thromboses ;
- Hypertension artérielle ;
- Hyperlipidémie ;
- Diabète insulinodépendant ;
- Tabagisme supérieur à 20 bâtons/jour ;
- Affections hépatiques ;
- Cancers hormono-dépendants ;
- Connectivite ;
- Porphyrie ;
- Psychoses ;
- Névrose grave.

17.4. Mise sous contraception

17.4.1. Démarche de prescription

17.4.1.1. Évaluation clinique

- Interrogatoire/anamnèse
- Examen physique
- Bilan complémentaire

17.4.1.2. Distinguer les cas de figure particuliers

17.4.2. Situations particulières

- Post-partum/post-abortum
- $\geq$ 40 ans
- Adolescentes
- VIH positive
- Pathologie métabolique : diabète, HTA
- Pathologie cancéreuse
- Pathologie hépatique.

Tableau 15. Quelques cas particuliers pour œstroprogestatifs

Situation	Contre-indications
Diabète gestationnel	Œstroprogestatifs et médroxyprogestérone acétate (Depo Provera)
Pathologie vasculo-placentaire (HTA, HRP, RCIU)	Oestroprogestatifs
Thrombo-embolique veineux profond	Oestroprogestatifs
Hépatopathies gravidiques	Contraception hormonale si bilan non normalisé
Chorioamniotite	Absolue au DIU
Césarienne	DIU avant 3 mois

Source : Tebeu

17.4.3. Prescription du contraceptif

Elle est faite selon l'approche : BERCER qui signifie :

- B : Bienvenue/bon accueil
- E : Écouter (attentivement)
- R : Renseigner, fournir des informations complémentaires
- C : Aider au choix, présenter des options
- E : Expliquer la méthode une fois prise la décision/le choix fait ;
- R rendez-vous (planifier les visites)

Prescription : REDI

- *Report building* (bien accueillir)
- *Exploration of the client/partner*
- *Decision making* : choix selon les critères de recevabilité.
- *Implementation* : protocole, surveillance, pronostic.

La contraception est l'un des principaux piliers de lutte contre la mortalité maternelle consécutive à des grossesses indésirées/non programmées, parfois débouchant sur des avortements septiques, des grossesses non suivies et des accouchements dans des conditions inappropriées.

- La prescription, qui doit être faite par un personnel qualifié, devra tenir compte des désirs/éventuels projets procréatifs de la patiente/couple ;
- Approche de prescription : REDI *(Report building, Exploration, Delivery, Implementation*)
- Approche de counseling : BERCER (accueillir, écouter, renseigner, aider à choisir, rendez-vous)
- Exploration (étude clinique)
- Choix (conseil sur le terrain et les méthodes)
- Administration (conseils de suivi)

SECTION XI

URGENCES GYNÉCOLOGIQUES

18.

Hémorragies du premier trimestre de la grossesse

18.1. Généralités

18.1.1. Définition

Hémorragies du premier trimestre de la grossesse : pertes sanguines, provenant de la cavité utérine dans les 15 premières semaines d'aménorrhée gravidique (Ross, 2014). Nous excluons de cette définition le saignement vaginal d'origine cervicale ou vaginale et donc non endo-utérine) (Beucher *et al.*, 2009).

18.1.2. Intérêt

– Épidémiologique : selon l'Organisation mondiale de la santé, chaque année, 4,7 % à 13,2 % des décès maternels peuvent être attribués à un avortement non sécurisé (*https://www.who.int/fr/news-room/fact-sheets/detail/abortion)*.

– Thérapeutique : urgence (réanimation au centre de la prise en charge) ;

– Santé publique : l'OMS en a codifié la prise en charge à travers les Soins obstétricaux d'urgence (SOU) et les Soins après avortement (SAA).

18.2. Étiologies

– Avortements ;

– Grossesses ectopiques ;

– Grossesse molaire ;

– Hématome décidual

– Saignement d'implantation.

18.3. Diagnostic

18.3.1. Évaluation initiale à la recherche d'éventuels signes de gravité

– Rechercher les signes de gravité (en particulier des signes du choc) :

✓ Coloration muqueuse, conscience, hypersudation, chaleur des extrémités ;

✓ Pression artérielle, pouls, fréquence respiratoire, température.

– Autres signes : sang sur la vulve, spéculum montrant l'origine endo-utérine ;

En présence de signe(s) de gravité, appel à l'aide et action immédiate.

– Diagnostic de gravité ;

1. État général : conscience, altération, pâleur, dyspnée, peau, hypersudation, froideur des extrémités ;

2. Paramètres : TA < 8/5, pouls > 120/min, FR > 30/min, température variable.

En absence de signes de gravité : processus standard d'observation clinique.

18.3.2. Diagnostic positif

– Signes fonctionnel : gestante venue pour saignement et/ou douleur ;

– Signes physiques : accent sur le contenu utérin.

18.3.3. Diagnostic différentiel

– Origine endo-utérine non gravidique : fibrome utérin, hyperplasie ou cancer de l'endomètre ;

– Origine endo-utérine maligne : cancer de l'endomètre ;

– Origine cervico-vaginale bénigne (polype, cervicite, ectropion) ou maligne (cancer du col).

18.3.4. Diagnostic étiologique

– Même si toutes entités étiologiques ont en commun le saignement, chaque entité a ses caractéristiques propres qui permettent de la caractériser. Selon les étiologies énoncées plus haut, reprises dans le tableau ci-après. Il importe de noter que chaque entité nosologique aura ensuite ses étiologies. Ainsi, les causes des avortements ne sont pas les mêmes que celles des grossesses extra-utérines.

Dans tous les cas, la recherche de l'étiologie passe par le sigle T-ACP (Terrain, Anamnèse, clinique et Paraclinique).

Tableau 16. Diagnostic étiologique de l'hémorragie au 1er trimestre

Caractéristiques			1	2	3	4	5	6
			Avortement				Grossesse	
			Menace d'	Inévitable	Compl.	incompl.	Ectopique	Molaire
Terrain			Jeune					Adoles. /
Terrain			Mariée			Célibataire	Nullipare & infertilité	Grande multipare
SF		Saignement	+	+++		+++	+	+++
SF		Douleur	+	+		++	+ latéral	+
SF		Nausées/vomissements	–	–	–	–	+/—	+++
SF		Autres					Scapulalgie	
SP		Taille utérus/AG	Concordante, Mou,	Concordant	Petit		Normal	Gros
SP	Col	Aspect	Fermé	Ouvert	Ferme	Ouvert	Ferme	Ouvert
SP	Col	Écoulement	0	0	0	Oui	Sang sépia	Vésicules
SP		Masse latéro-utérine	Non	0	0	0	Masse latéro-utérine	KOB
Bilan		Écho	GIU normale Col court	RAS	Vide	Restes abortum	Masse, Hémopéritoine	KOB
Bilan		BHCG	+	+	+	+/—	+	++++

Source : P. M. Tebeu

18.4. Conduite à tenir (CAT)

18.4.1. Mesures générales : réanimation

i. Appels à l'aide ;

ii. Mesures respiratoires :

– Décubitus latéral gauche ;

– Libérer les voies aériennes ;

– Oxygéner (6 à 8 litres/min) ;

– Intuber au besoin.

iii. Mesures hémodynamiques

– Deux grosses voies veineuses ;

– Remplir au Ringer, Geloplasma, sang (2 litres en une heure, sérum salé 9/1 000, Ringer, sang) ;

– Un litre pendant les 20 premières minutes, puis un litre en une heure ;

– Sonde urinaire à demeure (SUAD).

18.4.2. Traitement étiologique

Choisir entre le traitement médical et le traitement chirurgical.

– Avortement inévitable (y compris mort fœtale) : Misoprostol (satisfaction jusqu'à 87,7 % sans complément chirurgical) (Lazzarin *et al.*, 2020).

– Menace d'avortement

- Alitement complet jusqu'à 48 heures après cessation des saignements ;
- Supplémentation en acide folique ;
- Sédatif utérin ;
- Traitement hormonal jusqu'à 28 semaines de gestation permettant une bonne évolution de la grossesse 75,8 % (Dongol *et al.*, 2011).

– Avortements récurrents (deux avortements successifs)

- Prendre en compte l'étiologie spécifique éventuellement identifiée (une fois sur 2, on ne trouvera pas de cause) (Li TC et al., 2002) ; (Tien et Tan, 2007) ;
- Traitements préventifs à l'aspirine et l'héparine (meilleur ratio de naissances vivantes si association héparine + aspirine) (70,6 % versus 55,9 %) (*Yue-hua Gao et al., 2019*).
- Protocole : dès confirmation de la grossesse : Enoxaparine (40 mg à 4000 UI) + Aspirine (100 à 200 mg) par jour.

Tableau 17. CAT face aux hémorragies du 1er trimestre

Âge	Menace d'avortement	Avortement			Môle	GEU
		Inévitable	Incomplet	Complet		
< 16 SA	Repos	– Ergométrine : 0,2 mg IM, répéter après 15 min ; – Misoprostol 400 mcg peros (répéter au besoin après 4 h, max : 800 mcg) – Préparer l'aspiration	Saignement modéré : curage digital Saignement majeur : aspiration – En attendant : ergométrine/Misoprostol comme pour AI	Surveiller	– Aspiration – Ocytocine 10 UI dans 500 cc (60 gttes/min)	i. GEU rompue : – Réanimation ; – Laparotomie, salpingectomie/salpingotomie ; – TFS ; ii. GEUNR : (traitement médical, laparoscopie).
≥ 16 SA	– Repos – Antispasmodique	– Attendre expulsion – Ocytocine 20 UI dans 500 cc	– Ocytocine, 20 UI dans 500 cc – Cytotec 200 ug/4 h (max 8 cp)	Surveiller	Aspirer	– Laparotomie – Autres gestes au cas par cas
	SAA*			SAA*	Surveillance pendant 2 ans	

Source : P. M. Tebeu ;

* Curatif, PF, dépistage, counseling, liens avec la communauté

Les hémorragies du 1er trimestre de grossesse sont une situation fréquente, dont le traitement doit accorder une place de choix à l'approche étiologique.

19.

Avortement septique

19.1. Généralités

19.1.1. Définition

Avortement septique : surinfection endo-utérine consécutive à un avortement (spontanée ou provoqué, complet ou incomplet) (Nahar *et al.*, 2017). Elle associe souvent la fièvre, les douleurs abdominales, une sensibilité utérine et des pertes fétides (https://medicalguidelines.msf.org/fr/viewport/ONC/francais/2-1-avortement-51416080 .html).

19.1.2. Intérêt

– Urgence (PEC) ;

– Pronostic maternel en jeu.

19.2. Diagnostic

19.2.1. Anamnèse

– Manipulation endo-utérine ;

– Expulsion de l'embryon/fœtus/saignement ;

– Fièvre ;

– Écoulement vaginal.

19.2.2. Examen clinique

– État général variable en fonction de la gravité ;

– Fièvre confirmée ;

– Écoulement sanguinolent et purulent à travers le col ;

– Sensibilité de l'utérus ;

– Signe de chandelier positif ;

– Utérus mou ;

– Col (ouvert/fermé).

19.3. Conduite à tenir

– Avortement septique compliqué de choc : réanimation ;

– Avortement septique sans choc, mais saignement actif : trois tâches :

- Prélèvement cervico-vaginal pour culture ;
- Antibiotiques ;
- Évacuation utérine immédiate

– Avortement septique sans hémorragie active :

- Triple association d'antibiotiques pendant 10 jours au total ;
- Amoxicilline 1 g IVDL toutes les 6 heures ;
- Gentamicine 160 mg toutes les 24 heures ;
- Métronidazole 500 mg toutes les 8 heures ;
- Évacuation utérine si nécessaire, après 48 heures d'apyrexie ;
- Soins du post-abortum.

19.4. Pronostic

– Synéchie utérine ;

– Grossesse extra-utérine ;

– Pelvialgies chroniques.

L'avortement septique est une urgence gynécologique qui nécessite une prise en charge bien codifiée.

20.

Traitement médical de la grossesse extra-utérine

20.1. Généralités

20.1.1. Définitions

– Grossesse extra-utérine : l'œuf, fruit de la conception, implanté en dehors de l'utérus (siège normal).

– Grossesse ectopique : l'œuf implanté dans l'utérus (« habitat normal »), mais au-delà des 2/3 supérieurs (isthme, col, corne, etc.) ; (Rabischong *et al.*, 2011) ; (Fernandez *et al.*, 1993).

– Traitement médical : prise en charge pharmacologique des GEU (Marret *et al.*, 2016).

20.1.2. Intérêt

– Thérapeutique : plusieurs options thérapeutiques ;

– Pronostic : récidive ;

– Dangerosité

20.2. Classification pronostique des GEU

20.2.1. Cotation du score de Fernandez

Utilisé pour le traitement médical des GEU (non rompues)

Tableau 18. Cotation du score de Fernandez

6 critères		Cotation		
		1	2	3
C	Terme (jours d'aménorrhée)	> 49	]49-42[	≤ 42
	Douleur	Nulle	Provoquée	Spontanée
B	HCG (mUI/ml)	≤ 1 000	]1 000-5 000]	> 5000
	Progestérone (ng/ml)	≤ 5	]5-10]	> 10
R	Hémopéritoine (en cc)	≤ 10	]10-100]	> 100
	Hématosalpinx (en cm)	≤ 1	]1-3]	> 3

Source : https://www.gfmer.ch/Presentations_Fr/GEU_Methotrexate.htm

C : Clinique ; B : Biologique ; R : Radiologique

20.2.2. Attitude thérapeutique selon le score de Fernandez

– [6-7[: Ne rien faire ;
– [8-12[: Traitement médical ;
– [13-18[: Traitement chirurgical.

20.3. Préparation au traitement médical

– Préparer la famille sur les risques d'échec, et donc de conversion ;
– Préparer le KIT chirurgical ;
– Consultation anesthésique :
– GS/RH, NFS, TP, TCK ;
– Bilan hépatique ;
– Bilan rénal ;
– Prévoir 2 unités de sang.

20.4. Prescription du Méthotrexate

20.4.1. Bilan à visée thérapeutique

L'utilisation du méthotrexate dépend des examens préthérapeutiques utilisés dans la surveillance de son efficacité et à la recherche de l'apparition d'effets toxiques :

– Dosage quantitatif des β-HCG plasmatiques ;
– Progestéronémie de base ;
– NFS à la recherche d'une anémie ;
– Dosage des transaminases (ASAT, ALAT) ;
– Évaluation de la fonction rénale (urémie et créatininémie) ;
– Tests de coagulation (TP-TCK).

20.4.2. Protocole de thérapie Méthotrexate

Tableau 19. Protocole de traitement de la GEU au Méthotrexate

Protocoles	Posologie
Dose unique	– 1 mg/kg de poids (en une seule prise)
Doses multiples	- 0,4 mg/kg/j pendant 5 jours, – 1 mg/kg/j, 1/2 jour pendant 8 jours.

Source : https://www.gfmer.ch/Presentations_Fr/GEU_Methotrexate.htm

La dose unique correspond au Méthotrexate, 1 à 1,5 mg/kg ou 50 mg/m² par dose, voie locale ou systémique, en dose unique éventuellement associé à la Mifépristone. Seconde injection possible en fonction de la variation du BHCG entre j4 et j7.

20.4.3. Surveillance

20.4.3.1. Surveillance clinique

Douleurs abdomino-pelviennes pendant les 3 premiers jours souvent dues à :

– Lyse de la GEU ou son expulsion ;

– Possibilité d'une fissuration tubaire ;

– Syndrome de séparation.

20.4.3.2. Paraclinique

– BHCG au :

- J1, j4, j7, puis (il doit avoir une baisse de 15 % entre j4 et j7) ;
- 1 fois/semaine jusqu'à négativation.

– Le taux de β-HCG plasmatiques, au j4, doit être sensiblement égal à celui de j1.

– Le dosage plus précoce n'est plus pratiqué, car il y a augmentation au cours des 3 premiers jours après injection avant la décroissance, donnant une fausse impression d'échec.

– Le BHCG du j4 doit baisser de 15 % au moins par rapport à celui de j1, sinon on commence à évoquer un échec, si le protocole adopté avec dose unique, faire une nouvelle injection.

– NFS j0, j7 ;

– Échographie, j0, j7.

20.5. Précautions particulières

– Bilan hépatique préalable ;

– Association de l'acide folinique au traitement ;

– Envisager la chirurgie d'urgence.

20.6. Effets secondaires du Méthotrexate

Les effets secondaires seront plus fréquents en cas d'injections répétées de Méthotrexate.

Tableau 20. Effets secondaires du Méthotrexate.

Systèmes concernés	**Effets**
Digestifs (3/4)	– Nausées ; – Vomissements ; – Diarrhées ; – Brûlures gastriques dans un quart des cas
Cutanéo-muqueuse (1/3)	Oculaires (conjonctivite)
Effets hématologiques	Aplasie médullaire avec leucopénie et anémie.

Source : https://www.vidal.fr/medicaments/gammes/methotrexate-bellon-18689.html

20.7. Traitement adjuvant

– Acide folinique à la dose théorique de 0,1 mg/kg toutes les 48 h ;

– Acide folinique (Lederfoline^{R}5 mg) (1 cp tous les 2 jours) ;

– Acide folique 5 mg : (Acfol 5, 1 co. x 3/J) x 1 mois.

20.8. Indications de chirurgie secondaire après traitement médical de GEU

– État hémodynamique altéré ;

– Épanchement péritonéal symptomatique ;

– Douleurs abdominales pelviennes croissantes et rebelles ;

– Apparition d'un effet indésirable du traitement médical alors qu'une nouvelle injection serait nécessaire.

La prise en charge d'une grossesse extra-utérine n'est pas systématiquement chirurgicale. L'option médicamenteuse est envisageable. Le choix se fera au cas par cas, avec objectif fondamental, le bien-être présent et futur de la patiente.

21.

Choc hypovolémique

21.1. Généralités

21.1.1. Définition

Choc hypovolémique : instabilité hémodynamique, généralement consécutif à une hémorragie (Taghavi and Askari, 2020) ; (Kacar *et al.*, 2019) (https://www.sfmu.org/upload/70_formation/02_eformation/02_congres/Urgences/urgences2013/donnees/pdf/074_Biais.pdf).

21.1.2. Intérêt

– Il existe d'autres formes d'hypovolémie comme les vomissements, la déshydratation.

– Ne pas confondre le choc hypovolémique et le choc septique, à l'instabilité consécutive plutôt à une vasodilatation périphérique due à des toxines bactériennes (Biais et al., 2013).

21.2. Diagnostic

Le diagnostic est basé sur le contexte et les signes généraux. (https://www.sfmu.org/upload/70_formation/02_eformation/02_congres/Urgences/urgences2013/donnees/pdf/074_Biais.pdf). Les signes généraux susmentionnés sont illustrés dans le tableau ci-après.

Tableau 21. Signes généraux du choc hypovolémique

N°	Variables à explorer	Caractéristiques
1.	Conscience	Altération
2.	Hypersudation	Coulée de liquide sur le corps
3.	Extrémités	Froides, cyanosées
4.	Conjonctives	Pâleur
5.	Pouls	> 120/min
6.	TA	< 8/5
7.	FR	> 30/min

Source : https://medicalguidelines.msf.org/viewport/CG/francais/etat-de-choc-166893 68.html#id-.EtatdechocvFrancais-Chochypovol%C3%A9mique.1

21.3. Classification pronostique

Indépendamment de son étiologie, l'hémorragie peut être à l'origine d'un choc hypovolémique d'évolution variable.

Le tableau ci-après décrit la démarche d'évaluation de la sévérité du choc.

Tableau 22. Classification pronostique du choc hypovolémique

Degré	État de choc pour adulte de 70 kg			
	I	II	III	IV
Perte de sang	0 — 15 % < 750 ml	15 — 30 % 750 ml-1,5 l	30 — 40 % 1,5 - 2 l	> 40 % > 2 l
Fréquence cardiaque (/min)	< 100	100 — 120	120 — 140	> 140
TAS	+/— 100 mm Hg	90 — 100 mm Hg	< 90 mm Hg	< 80 mmHg
Pouls radial	Bien frappé	Filant	Filant	Non perçu
Temps de recoloration capillaire	Normal	Prolongé	Prolongé	Prolongé ou absent
Miction	> 30 ml·h-1	20 — 30 ml·h-1	5 — 20 ml·h-1	Négligeable
Fonction cérébrale	Légèrement anxieux	Anxieux/effrayé/hostile	Anxieux/confus	Confus/inconscient
État de sudation	–	+	++	+/—
Agitation	–	+	++	+ou apathie
Extrémités	Normales	+/— froides	+/— froides	Froides, cyanosées

[a] Pour un choc hypovolémique l'on peut considérer I comme léger ; IV comme sévère, et II et III comme modérés.

Source : https://www.sfmu.org/upload/70_formation/02_eformation/02_congres/Urgences/urgences2013/données/pdf/074_Biais.pdf

21.4. CAT face à un choc hémorragique

Indépendamment de son étiologie, la prise en charge du choc hémorragique se fonde d'abord sur les mesures de réanimation. Solliciter de l'aide, placer deux grosses voies veineuses, les remplir de 2 litres à la première heure (tableau ci-après) :

Tableau 23. PEC du choc hypovolémique selon la sévérité

Critères		**Dispositions**	**L**	**M**	**S**
Position		Trendelenburg	X	X	X
Respiration		– Vacuité des voies aériennes – Oxygénation par masque/lunettes (3-6 litres/min)	X	X	X
Voies	Voies veineuses	2 grosses voies 14,16 Gauges (fémorale/jugulaire)	X	X	X
	Sonde urinaire à demeure	Bilan hydrique	X	X	X
Remplissage	Cristalloïdes (Salé ou Ringer)	Début 500 – 3 000 ml,	X	X	X
	Colloïde (Geloplasma, Dextran)	Non indispensable (alterner chaque flacon avec du salé)		X	X
Prévention de CIVD	Gluconate de calcium 10 %	1 ampoule tous les 2 litres de sang		X	X
	Sang frais	Début 500 - 3 000 ml		X	X*
Surveillance	– Toutes les 5-15/min – Puis toutes les 60 min si stables	Pouls, tension artérielle, FR, coagulabilité	X	X	X
Adjuvants	Antihémorragique (antifibrifibromnolytique)	Acide tranexamique, 500 mg toutes les 4 h (IVDL)	X	X	X

Source : https://www.sfmu.org/upload/70_formation/02_eformation/02_congres/Urgences/urgences2013/donnees/pdf/074_Biais.pdf

– Dans un état de choc hypovolémique, il faut donner 2 litres en une heure (1er litre en 15 minutes) ;
– Prévoir du sang.

Le choc hypovolémique est une instabilité hémodynamique, généralement consécutive à une hémorragie et nécessite une prise en charge d'urgence.

22.

Choc septique

22.1. Généralités

21.1.1. Définition

La septicémie ou septique ou sepsis est un tableau clinique de dysfonctionnement des organes du a un dérèglement de la réponse à l'infection. Dans le choc septique, il existe une réduction critique de la perfusion tissulaire ; une défaillance multiviscérale aiguë, pouvant concerner les poumons, les reins et le foie, peut être observée. L'instabilité hémodynamique, le plus souvent consécutive à une vasodilatation périphérique due à des toxines bactériennes aboutissant à un tableau de choc dit septique (Montomoli *et al.*, 2019) ; (Zhang *et al.*, 2020b).

21.1.2. Intérêt

Le sepsis est une situation grave avec taux de létalité d'environ 10 % (https://www.msdmanuals.com/fr/professional/r%C3%A9animation/sepsis-et-choc-septique/sepsis-et-choc-septique).

Il ne faut pas confondre le choc septique avec le choc anaphylactique, conséquence d'une allergie, mais de tableau clinique comparable à celui du choc septique excepté le contexte infectieux (Biais et al. 2013).

L'intérêt du choc septique réside aussi sur la progression dans sa définition, la nouvelle définition met l'accent sur le dysfonctionnement des organes, la menace vitale due à une infection alors que les précédentes dont celle de 2016, avaient une focalisation sur l'inflammation excessive, le modèle trompeur selon lequel la septicémie suit un continuum allant de la septicémie sévère au choc (https://jamanetwork.com/journals/jama/fullarticle/2492881).

21.2. Facteurs de risque

Plusieurs facteurs peuvent favoriser la survenue du sepsis et du choc septique qui l'accompagne.

- Diabète sucré
- Cirrhose
- Leucopénie (en particulier celle qui est associée au cancer ou au traitement à base de médicaments cytotoxiques)
- Dispositifs invasifs (dont les tubes endotrachéaux, les cathéters vasculaires ou les sondes urinaires, les drains et autres matières étrangères)
- Traitement préalable à base d'antibiotiques ou de corticostéroïdes
- Hospitalisation récente (en particulier dans une unité de soins intensifs)

22.2. Diagnostic

Semblable à celui du choc (anaphylactique/hypovolémique), sauf sur deux points :

– Le terrain : l'interrogatoire direct ou indirect à travers l'entourage fait ressortir un contexte infectieux ;

– L'examen physique permet de détecter les signes de dysfonctionnement hémodynamique avec l'altération de la pression artérielle, du rythme cardiaque.

– Le bilan paraclinique, permet d'objectiver l'atteinte inflammatoire et les des signes de défaillance multiviscérale : NFS, ionogramme et créatinine, lactate, et les mesures invasives de la pression veineuse centrale, de la PaO2, et de la saturation oxygène en veineuse centrale (ScvO2)

– Le germe en cause est détecté à travers l'hémoculture, ECBU et cultures d'autres sites potentiels d'infection, y compris des plaies chirurgicales

– D'autres bilans peuvent être possibles en fonction de la source potentielle de l'infection.

22.3. Conduite à tenir devant le sepsis et le choc septique

Le choc septique est une urgence médicale et impose une prise en charge en réanimation. La prise en charge du choc septique impose en plus des mesures adoptées pour le choc hypovolémique, des mesures spécifiques :

1. Mesures générales comme pour tout choc en soins intensifs ;
2. Remplissage ;
3. Antibiotiques en association ;
4. Corticoïdes (hydrocortisone 200 mg/j IV) chez les adultes ;
5. Vasopresseurs, ce qui relève du domaine de la réanimation.

Indépendamment de la pathologie sous-jacente, le choc septique est une situation d'urgence, qui impose une prise en charge en unité de soins intensifs.

SECTION XII

PRATIQUES DE CHIRURGIE GYNÉCOLOGIQUE

23.

Informations et consentement éclairé pour chirurgie gynécologique

23.1. Généralités

23.1.1. Définition

La fiche d'information et de consentement éclaire est un document qui permet au personnel de santé lors d'un entretien de fournir à un individu des informations et des explications relatives à un soin ou à la participation comme sujet dans un travail de recherche, afin que ce dernier ait une idée des tenants et aboutissants de l'acte, avant de décider, en toute connaissance de cause, de sa participation.

Dans le cas présent, il s'agit des préalables qui permet au médecin de pratiquer l'accouchement par voie haute, mode d'accouchement qui impose le plus souvent l'avis de la gestante que ce soit élective ou en urgence (file:///C:/Users/HP/Downloads/CCD-Scoping-Review-Brief_final.pdf).

Le plus souvent, il existe une fiche pour l'information pour animer la discussion et une fiche pour le consentement qui doit être signée.

23.1.2. Intérêt

Une bonne connaissance du traitement auquel le patient sera soumis est importante pour son adhésion. Aussi faudra-t-il lui délivrer, autant que possible, toutes les informations (utiles) sur situation (grossesse et devenir), la prise en charge et le pronostic à court terme, moyen terme et long terme.

23.1.3. Présentation

Sous forme de questionnaire structuré.

Identité de la parturiente : Madame ___________________

– Objectif du message délivré par le médecin : expliquer les principes, les avantages et les désagréments/inconvénients possibles de l'opération.

– Objectif de la fiche :

- Renforcer les informations déjà apportées oralement par le médecin ;
- S'assurer que rien n'est oublié (une sorte de check-list).

23.2. Contenu de la fiche

23.2.1. Connaissance sur la césarienne

Q : Qu'est-ce que la césarienne ?

R : La césarienne est l'accouchement par une double incision (abdomen et utérus).

Q : Comment se passe l'opération ?

R : L'intervention est généralement réalisée sous anesthésie locorégionale (péridurale ou rachianesthésie), cependant, une anesthésie générale est parfois nécessaire, selon le cas, par décision (concertée/argumentée/consensuelle) du chirurgien et de l'anesthésiste.

Q : De l'ouverture de l'abdomen

R : Elle se fait généralement, pas systématiquement, par une incision horizontale. Toutefois, l'on peut choisir une incision plutôt verticale, compte tenu des antécédents ou autres circonstances particulières.

Q : De l'ouverture de l'utérus ?

R : L'ouverture de l'utérus permet d'extraire l'enfant, immédiatement remis au pédiatre.

Les parois de l'utérus et de l'abdomen sont ensuite suturées.

Q : Pronostic : des éventuelles complications de la césarienne ?

R : Éventuelles lésions des organes voisins de l'utérus :

✓ Blessure de l'intestin, des voies urinaires ou des vaisseaux sanguins, nécessitant une prise en charge chirurgicale spécifique ;

✓ L'hémorragie provenant de l'utérus peut mettre en danger la vie de la patiente et/ou du bébé d'où la nécessité de prévoir une éventuelle transfusion sanguine ou de produits dérivés du sang ;

✓ Hystérectomie : envisager l'ablation de l'utérus pour contenir le saignement, au cas où les traitements médicaux et chirurgicaux conservateurs s'avèrent inefficaces.

Q : Des éventuelles complications postopératoires ?

R : Elles sont classées en immédiates, à moyen terme et à long terme.

✓ Complications immédiates (dans les premières 24 heures) :

Éventuelles douleurs, nécessitant parfois le traitement aux antalgiques puissants.

✓ Au-delà de 24 heures :

– Hématome (éventuel) ou infection (abcès) de la cicatrice nécessitant le plus souvent de simples soins locaux. Une infection urinaire n'est pas à exclure.

– Hémorragie ou infection sévère (exceptionnellement) nécessitant des traitements spécifiques, voire une autre opération.

– Maladie thrombo-embolique : sauf cas particulier, un traitement anticoagulant est nécessaire pendant l'hospitalisation (5 à 7 jours), afin de réduire le risque de thrombose (formation caillots dans une veine des jambes) ou d'une embolie pulmonaire.

Comme toute grande chirurgie, la césarienne peut supposer, très exceptionnellement, un risque vital ou de séquelles graves.

✓ À long terme

Au bout de trois à six mois, éventuelle aménorrhée par synéchie (le syndrome de Sheehan), bien que rare, n'est pas inexistante.

23.2.2. Des soins après césarienne

Q : De l'hospitalisation ?

R : Les suites de césarienne, notamment la durée d'hospitalisation sont un peu plus longues que celles d'un accouchement par voie basse.

Q : Existe-t-il des inconvénients ou des risques ?

R : La césarienne est une intervention courante dont le déroulement est généralement simple (dans la majorité des cas).

Q : De l'alimentation après césarienne ?

R : Vous pourrez allaiter (et vous occuper de votre bébé comme après un accouchement par voie basse).

23.2.3. Perceptions de la césarienne

Césarienne et accouchements ultérieurs

Q : Césarienne et possibilité de futures grossesses

La césarienne empêche-t-elle de concevoir ?

R : La césarienne n'empêche pas de retomber enceinte.

L'accouchement par voie basse peut d'ailleurs être envisagé pour les grossesses ultérieures.

23.2.4. Des soins infirmiers relatifs à la césarienne

Q : Des soins peropératoires ?

R : Consultation préanesthésique systématique avant toute césarienne.

Vous serez conduite au bloc opératoire, une perfusion vous sera placée, et l'on procèdera à l'anesthésie.

L'anesthésie générale est faite au dernier moment, après tous les préparatifs de la césarienne.

Q : Des soins postopératoires précoces ?

R : Quelques heures de surveillance en salle de réveil

Retourner dans votre chambre.

Une sonde urinaire et la perfusion intraveineuse sont généralement laissées en place pendant les 24 premières heures postopératoires et exceptionnellement, davantage.

Éventuel petit drain (tuyau) placé pour quelques jours sous la paroi de l'abdomen.

Q : De l'alimentation en postcésarienne ?

R : Reprise d'une alimentation normale en général dans les deux jours postcésariens.

Q : Du terme de l'hospitalisation

La sortie a généralement lieu le 5e jour postopératoire.

Q : D'éventuels désagréments

R : Éventuel saignement vaginal modéré, banal pouvant durer jusqu'à 3 semaines ;

Vous pouvez recourir aux couches de protection pendant quelques jours après la césarienne.

Q : De l'activité sexuelle

R : Attendre la fin du saignement pour reprendre une activité sexuelle (avec pénétration).

Q : Du suivi

R : Au retour à domicile, toujours informer votre médecin en cas de signes d'alerte : douleurs, saignements, vomissements, fièvre, plaintes aux mollets ou toute autre éventuelle anomalie/désagrément.

Signature du consentement

J'ai eu un entretien d'information avec le Dr ______. J'ai compris ses explications et j'ai pu poser toutes les questions qui m'intéressaient.

Je donne mon accord pour l'intervention prévue, de même que pour d'éventuels amendements qui s'avéreraient nécessaires au cours de l'opération.

A _______, le_________.   Nom et signature de la patiente

Au cours de l'entretien d'information et consentement éclairé, le personnel de santé doit être capable de répondre aux éventuelles préoccupations non mentionnées dans le questionnaire, qui est une sorte de fiche d'orientation.

24.

Soins physiques et psychiques préopératoires

24.1. Généralités

24.1.1. Définitions

Les préopératoires constituent l'ensemble des activités relatives aux patients devant subir une intervention chirurgicale afin d'obtenir son adhésion au traitement afin de garantir le meilleur résultat (https://guide-ide.com/soins-pre-et-post-operatoires). Ces soins sont physiques ou psychiques.

24.1.2. Intérêt

La préparation physique contribue à la prévention des infections et la préparation psychologique à une meilleure tolérance de l'intervention par la patiente. L'intérêt est aussi médicolégal, l'option chirurgicale engage la responsabilité de l'équipe opératoire tout entière.

24.2. Soins cutanéo-muqueux

Les soins cutanéo-muqueux engagent le bain corporel, l'ablation des ongles, la protection de la greffe/chevelure.

En effet, de manière générale, la veille de l'intervention au soir, la patiente doit se laver, au détergent et à grande eau, se tailler les ongles, enlever le vernis ; le matin de l'opération, elle doit se protéger les cheveux à l'aide d'un chapeau chirurgical, mettre une tenue appropriée avant l'accès en salle d'opération.

24.3. Préparation digestive

Ensemble des mesures adoptées et implémentées pour vider (autant que possible) le contenu de l'appareil digestif en vue d'une intervention chirurgicale, surtout relative à l'abdomen.

Il existe deux composantes : alimentaire et physique

24.3.1. Composante alimentaire

Sur le plan des aliments, il faut débuter par des aliments fluides (essentiellement fruits et légumes) au cours des 3 jours qui précèdent l'intervention ;

Ensuite, la cessation de toute alimentation, au moins 6 heures l'intervention. Cette mesure est recommandée à toutes les patientes.

24.3.2. Composante physique

Elle consiste en un lavement évacuateur, à l'eau savonneuse. Cette mesure est indiquée pour toutes patientes avant l'intervention.

24.3.3. Composante pharmacologique

Elle consiste à prendre des laxatifs avant l'intervention (habituellement du X-Prep, 1 sachet la nuit avant l'intervention couplé à l'absorption d'au moins 6 litres d'eau).

Le lavement évacuateur vise à vider le colon dans le but de favoriser un meilleur déroulement de l'intervention chirurgicale.

24.4. Préparation psychologique

Encore connue sous la dénomination de counseling, la préparation psychologique, ensemble de soins prodigués à la patiente et ne faisant pas appel à la pharmacologie, a pour but de l'aider à mieux accepter et à mieux tolérer le traitement (intervention).

Elle aborde la connaissance de la pathologie, le support social, communautaire et le traitement.

Toute patiente en attente d'une chirurgie abdominale, en particulier la césarienne, doit au préalable bénéficier d'une prise en charge cutanéo-muqueuse, digestive et psychologique.

25.

Préparation de l'environnement chirurgical

25.1. Généralités

25.1.1. Définition

L'environnement chirurgical est un concept qui désigne tout ce qui de près ou de loin peut influencer le processus de déroulement de l'intervention ou son pronostic et non seulement les surfaces du lieu de la chirurgie. Autrement dit, il ne faut pas comprendre l'environnement chirurgical comme le lieu de la chirurgie.

Il faut toutefois noter que dans beaucoup de documents, il s'agit essentiellement des surfaces avec risque d'infections nosocomiales et en particulier celles liées aux germes de l'environnement hospitalier (file:///C:/Users/HP/Downloads/3058-Article%20Text-8876-1-10-20140331.pdf).

25.1.2. Intérêt

Ensemble de ressources (documentaires, infrastructurelles, matérielles, humaines) nécessaires à la réalisation d'un acte chirurgical.

Les ressources documentaires constituent un élément essentiel et regroupent le dossier du patient, avec tous documents nécessaires.

Facilite l'opération en toute sérénité, avec la certitude de disposer de tout ce dont on a besoin, et de maîtriser toutes les indications pour leur utilisation.

25.2. Dossier de la patiente

25.2.1. Observation clinique

Le dossier de la patiente, ouvert dès le tout premier contact, complété progressivement au cours du suivi pré, per et post-opératoire, contient 3 principaux volets.

L'observation regroupe toutes les informations obtenues selon la démarche ACP (anamnèse, Clinique, et Paraclinique) et un résumé syndromique. Tout cela permet d'avoir des hypothèses diagnostiques en vue du bilan complémentaire nécessaire pour la discussion diagnostique, qui va garantir l'orientation thérapeutique.

25.2.2. Consultation anesthésique

Elle précise l'option d'anesthésie, les besoins de prémédication, les prévisions transfusionnelles.

25.2.3. Information à la patiente et consentement éclairé

Il s'agit du *counseling* sur la pathologie, les possibilités de prise en charge et sur le pronostic.

La patiente reçoit des informations sur le type d'anesthésie et le type de procédure opératoire qui seront adoptés pour son cas. Elle est aussi entretenue sur les avantages et d'éventuelles contraintes et désagréments qui pourraient s'imposer à la chirurgie (transfusion sanguine, passage de l'anesthésie locorégionale en anesthésie générale), sans ignorer les échecs et les succès mitigés comme, en cas de fistule obstétricale (fermeture avec incontinence urinaire).

25.2.4. Consentement éclairé

Après avoir suivi toutes les explications, la patiente est libre de donner son « consentement éclairé » pour le traitement proposé, en apposant sa signature ou tout simplement son empreinte digitale, sur la fiche prévue à cet effet.

25.2.5. Programmation opératoire

La patiente à opérer a été préalablement enregistrée dans le programme opératoire du service. Cette programmation permet à l'équipe soignante de préparer les consommables et instruments nécessaires pour la chirurgie.

Il importe de toujours revérifier la programmation sur la fiche et le tableau du bloc opératoire afin de s'assurer que la chirurgie à réaliser est effectivement celle qui est programmée (le manquement à une telle observance peut causer la confusion de patientes).

L'insistance sur les particularités vaut bien la peine, c'est le cas de la voie d'abord qui peut être ajoutée à l'indication (hystérectomie, FVV par voie vaginale, abdominale ou mixte).

25.3. Équipe opératoire

Le pronostic d'une chirurgie impose une équipe appropriée. À titre d'exemple, pour la chirurgie vaginale (hystérectomie, fistule, prolapsus) l'on a besoin normalement d'un chirurgien principal, de deux aides, d'un instrumentiste et d'un soignant de salle. L'équipe d'anesthésistes est constituée d'un médecin et d'un infirmier.

25.4. Matériel chirurgical

Ensemble d'éléments physiques non directement liés à la patiente, mais qui ont une importance capitale dans le déroulement de l'intervention et son succès.

Le matériel chirurgical comprend, les consommables, les instruments et le bloc opératoire.

25.4.1. Consommables

Il y a des consommables spécifiques à chaque type de chirurgie et ceux qui peuvent être adaptés. Dans certains centres, la patiente elle-même doit s'en procurer : il faudra alors vérifier, à l'aide d'une check-list préétablie, tout est en place. Dans d'autres centres par contre, des kits préparés, en fonction du type de chirurgie, sont disponibles en pharmacie. Dans tous les cas, il faut s'assurer de la disponibilité que le kit est adapté au type de chirurgie.

25.4.2. Instruments

S'assurer de la disponibilité des instruments nécessaires pour la chirurgie des fistules déjà la veille de l'intervention. La liste illustrée est contenue dans la section consacrée aux soins peropératoires.

25.4.3. Salle d'opération

Il faut s'assurer également de la disponibilité de la salle de l'opération (propreté, fonctionnalité des équipements, éclairage, table opératoire, table à instruments, sièges, climatisation, récipients).

Une bonne préparation de l'environnement chirurgical permet d'éviter les désagréments et d'éviter certaines ressources (humaines et matérielles), préjudiciable pour le pronostic de l'intervention.

26.

Compte rendu opératoire (CRO)

26.1. Généralités

26.1.1. Définition

Le compte rendu opératoire est un document qui retrace les informations sur la chirurgie du début à la fin, y compris la prescription des soins postopératoires (https://archives.uness.fr/sites/campus-unf3s-2014/chirurgie-generale/enseignement/compterendu/site/html/cours.pdf).

26.1.2. Intérêt/pertinence

La description explicite du compte rendu opératoire a une valeur médicolégale, car permet en cas de complication de réaliser l'audit de l'intervention. Il constitue ainsi une sorte de « mémoire » qui peut être transmise aux différents médecins devant participer à la prise en charge du patient opéré. Il permet de juger de la qualité de l'acte opératoire réalisé.

26.2. Plan/contenu du compte rendu opératoire

26.2.1. Phase préopératoire

– État civil ;
– Équipe opératoire ;
– Anesthésie et soins anesthésiques, TFS ;
– Installation ;
– Évaluation sous anesthésie ;
– Soins du site, y compris le drapage.

26.2.2. Phase d'incision

– Incision ;
– Attitudes techniques ;
– Trouvailles ;
– Gestes ;
– Difficultés ;
– Incidents ;
– Saignement (quantité) ;
– Fermeture.

26.2.3. Soins postopératoires

– Pansement ;
– Heure de fin ;
– Paramètres à la fin (TA, pouls, FR, diurèse avec couleurs).

– Soins prescrits :
– Hydratation ;
– Médicaments ;
– Mobilisation ;
– Ablation des drains et sondes ;
– Reprise de l'alimentation ;
– Consignes particulières.

26.2.4. Pronostic

– À court terme ;
– À moyen terme ;
– À long terme.

Le rapport d'une opération chirurgicale, élément fondamental pour le suivi de la patiente, à court, moyen et long terme, se doit d'être exact, précis et exhaustif.

27.

Antibioprophylaxie en chirurgie

27.1. Généralités

27.1.1. Définitions

27.1.1.1. Anti-prophylaxie

Administration d'antibiotiques pour éviter l'éventuelle survenue d'infections au cours d'une procédure médicale ou chirurgicale (Lallemand et al. 2001).

27.1.1.2. Antibiothérapie

Administration d'antibiotiques en vue d'éradiquer des germes à la présence déjà confirmée.

27.1.2. Intérêt/pertinence

L'anti-prophylaxie facilite la bonne diffusion sanguine et tissulaire au moment de la chirurgie, contribuant ainsi à la réalisation de l'opération en limitant des complications infectieuses.

27.1.3. En cas de césarienne, débuter 30 minutes avant l'incision.

27.1.4. Posologie

– Dose unique aussi efficace multidose sur 24 heures ;

– La prescription de l'antibiotique en chirurgie est basée sur la classification de Cruse.

27.2. Bases du recours aux antibiotiques

Classification hygiénique des plaies (Cruse, 1980)

Tableau 24. Bases du recours aux antibiotiques selon Cruse 1980

Plaie (état)	**Consécutive à**	**Risque infectieux**	
		Sans antibiotiques (%)	**Avec antibiotiques (%)**
Propre	– Oophorectomie – Cystectomie	1 — 2	< 2 cm
Propre contaminée (Plaie fraîche ≤ 4 h)	– Hystérectomie, – Césarienne élective	10 — 20	5 — 10
Contaminée (Plaie > 4 h)	– Césarienne d'urgence	20 — 35	10 — 15
Sale	– Perforation cæcale ; – Césarienne – Chorioamniotite	25 — 50	15 — 35

Source : P. M. Tebeu

27.3. Protocole d'antibioprophylaxie et ATB

27.3.1. Protocole classique d'antibioprophylaxie

– Injection : 30 minutes avant le début de l'intervention ;

– Efficacité : dose unique aussi efficace multidose sur 24 heures.

27.3.2. Cas particuliers

– Césarienne : administrer la prophylaxie quand le cordon est déjà clampé.

– 2e dose nécessaire si : intervention de plus de 6 heures ou hémorragie de plus de 1 500 CC.

27.4. Protocole d'antibiothérapie en approche syndromique

27.4.1. Protocole classique en cas d'infection sévère

– Ampicilline 2 g ivdl toutes les 6 heures pendant 10 à 14 jours ;

– Gentamicine 5 mg/kg en ivdl pendant 7 jours ;

– Métronidazole 500 mg ivdl toutes les 8 heures pendant 7 jours ;

27.4.2. Protocole classique en cas d'infection non sévère/bénigne

– Amoxicilline par voie orale 2 grammes toutes les 12 heures pendant 10 jours.

– Métronidazole en voie orale 500 mg toutes les 8 heures pendant 5 à 7 jours.

27.5. Protocole d'antibiothérapie en approche étiologique

– Possible après culture, elle-même nécessaire en cas de non-amélioration au bout de 48 heures.

– Staphylococcie : donner Cloxacilline 1 g IVDL, toutes les 4 heures ou vancomycine 1 g ivdl toutes les 12 heures.

La prise en charge antibiotique est un pilier fondamental de la lutte contre les infections. Toujours est-il que les mesures universelles de prévention des infections doivent être scrupuleusement respectées, ainsi que la posologie d'administration des antibactériens, qu'il s'agisse de prise unique ou de multidoses.

28.

CAT face à l’infection postopératoire

28.1. Généralités

28.1.1. Définitions

Infections postopératoires : colonisation du site d’intervention chirurgicale par des bactéries (Gutmann et al. 1977, 129).

Infection nosocomiale : infection consécutive à une hospitalisation (inexistante à l’admission à l’hôpital) (*Garner et al. 1988*).

28.1.2. Intérêt

Troisième cause de mortalité maternelle en milieu semi-urbain au Cameroun, après les hémorragies et les maladies hypertensives.

28.2. Classification des infections postopératoires

i- Infection superficielle

Infection de la peau ou des tissus sous-cutanés au niveau de l’incision survenant, dans les 30 jours qui suivent l’intervention.

ii- Infection profonde de la plaie opératoire

Infection à l’endroit de l’intervention (sous l’aponévrose, muscles), survenant dans les 30 jours après l’intervention.

Délai d’un an en cas d’implant contraceptif.

iii- Infection des organes ou des espaces

Infection d’un organe ou d’un espace, ouvert ou traité pendant l’intervention dans les 30 jours après l’intervention ou dans l’année si un implant est laissé en place et si l’infection peut être attribuée à l’intervention (*Fournel 2017*).

28.3. Conduite à tenir en cas d’infection postopératoire

Le diagnostic de type d’infection se fait selon la démarche ACP.

Tableau 25. Diagnostic du type d'infection selon l'ACP

Démarche ACP	Infection (ampleur)		
	Superficielle	**Profonde**	**Espaces & organes**
Anamnèse	Liquide purulent au niveau de l'incision	Liquide purulent provenant d'une incision profonde.	Liquide du drain purulent
Examen clinique	Plaie présentant des signes d'infection : – Douleur ; – Tuméfaction ; – Rougeur.	– Fièvre ; – Abcès ; – Déhiscence spontanée et profonde de la plaie ; – Signes radiologiques anatomopathologiques.	– Fièvre ; – Abcès ; – Signes d'infection.
Examen paraclinique	– Culture du liquide ou du tissu superficiel prélevé au niveau de l'incision positive.	Culture du liquide	– Culture positive d'un liquide, – Signe histologique ou radiologique
	– Antibiotique ; – Antalgiques ; – Lavage avec seringue sans aiguille au Dakin ou eau oxygénée ; – Rinçage au sérum physiologique.	– Antibiotiques ; – Antalgiques ; – Drainage si abcès ; – En absence d'abcès, comme pour la plaie superficielle.	– Antibiotiques – Antalgiques – Drainage – Laparotomie au besoin

Source : P. M. Tebeu

28.4. CAT préventive

– Mesures universelles de prévention des infections ;

– Antibiotiques préventifs selon la classification hygiénique de la plaie d'après Cruse.

L'infection postopératoire est une situation fréquente, dont le pronostic peut être fatal. D'où la nécessité d'adopter une attitude préventive efficace.

29.

CAT face à l'infection nosocomiale de la plaie opératoire

29.1. Généralités

29.1.1. Définition

L'infection nosocomiale est une colonisation bactérienne apparue au cours ou consécutive à l'hospitalisation (évidemment, absente à l'admission à l'hôpital) (*Fournel 2017*). Un délai d'au moins 48 heures après l'admission est communément accepté.

29.1.2. Intérêt

L'infection nosocomiale fait partie des infections postopératoires, le caractère nosocomial étant en rapport avec le port hospitalier du germe en cause.

29.2. Classification des infections nosocomiales postopératoires

29.2.1. Infection superficielle

– L'infection de la peau ou des tissus sous-cutanés au niveau de l'incision survenue dans les 30 jours qui suivent l'intervention

Diagnostic basé sur :

- ✓ Liquide au niveau de l'incision purulent,
- ✓ Plaie présentant des signes d'infection, douleur, tuméfaction, rougeur,
- ✓ Culture du liquide ou du tissu superficiel prélevé au niveau de l'incision positive.

29.2.2. Infection profonde de la plaie opératoire

– Infection à l'endroit de l'intervention (sous l'aponévrose, muscles), dans les 30 jours après l'intervention ; délai prolongé à un an en cas d'implant.

- Le diagnostic repose sur :
- ✓ Liquide purulent provenant d'une incision profonde ;
- ✓ Fièvre (Température > 38°C) ;
- ✓ Abcès, une déhiscence spontanée et profonde de la plaie ;
- ✓ Signes radiologiques et anatomopathologiques.

29.2.3. Infection postopératoire d'organe ou des espaces

– Infection d'un organe ou d'un espace, ouvert ou traité pendant l'intervention dans les 30 jours après l'intervention ou, dans l'année si un implant est laissé en place et si l'infection peut être attribuée à l'intervention. Le diagnostic basé sur le

- ✓ liquide du drain purulent,
- ✓ abcès, signe d'infection,
- ✓ Culture positive d'un liquide.
- ✓ Signe histologique ou radiologique.

29.3. Traitement des infections postopératoires

– Plaie superficielle/profonde : ne pas lâcher les fils, laver à la solution d'eau oxygénée en se servant d'une pompe seringue

– Plaie profonde des organes et espace : laparotomie

– Dans tous les cas ; anti-inflammatoires non stéroïdiens et antibiotiques ;

– Plaie nécrotique : parage

Le traitement de l'infection de la plaie chirurgicale se fait au cas par cas, cependant, toujours avoir à l'esprit qu'une mauvaise prise en charge peut se révéler fatale.

30.

Prévention des maladies thrombo-emboliques veineuses en chirurgie

30.1. Généralités

30.1.1. Définitions

30.1.1.1. Maladies thrombo-emboliques

Pathologies des veines, qui se manifestent sous forme de thrombose veineuse (caillot dans la veine) ou d'embolie pulmonaire (caillot dans l'artère des poumons).

30.1.1.2. Prévention des maladies thrombo-emboliques

Mesures adoptées et implémentées pour empêcher la survenue de ces pathologies.

30.1.2. Intérêt

La prévention des maladies thrombo-emboliques est particulièrement importante lors des interventions chirurgicales avec de réel risque de coagulation sanguine et sa propulsion dans les poumons et le cerveau (https://www.vidal.fr/maladies /recommandations/thrombose- veineuse-profonde-prophylaxie-en-chirurgie-4047 html#prise-en-charge).

30.2. Facteurs de risque

Pour plus d'informations, voir les lignes directrices du Réseau Inter-collégial Écossais sur la prévention et la prise en charge de la thromboembolie veineuse.

30.2.1. Des personnes vivant avec le VIH

– Il a été démontré que les patients vivant avec le VIH présentent de multiples facteurs de risque et un 2 à 10 de risque accru de thromboembolie veineuse (TEV) par rapport à la population générale. Les facteurs de risque sont, entre autres :

- Diagnostic du SIDA,
- Faible nombre des cellules CD4 +.

Les facteurs de risque possibles (non confirmé) associés au VIH sont les suivants :

– Traitement aux les inhibiteurs de protéase (PI) ;
– Présence d'infections opportunistes actives ;
– Présence d'anticorps anti-phospholipides (Delluc et al. 2012).

30.2.2. De la population générale

✓ **Âge**

Le risque de la maladie thrombo-embolique augmente de manière exponentielle avec l'âge, probablement en raison de l'augmentation de l'immobilité ou de la coagulation.

Avant 40 ans : incidence annuelle de 1/10 000 ;

60 à 69 ans : incidence annuelle de 1/1 000 ;

80 ans : incidence annuelle de 1/10.

✓ **Obésité**

Le risque de maladie thrombo-embolique est de 2 à 3 fois plus élevé chez les personnes obèses (IMC > 30 kg/m²).

✓ **Varices**

Les patients ayant des varices présentent 1,5 à 2,5 fois plus de risque de développer une maladie thrombo-embolique après une chirurgie générale majeure ou orthopédique. Le risque d'en développer après la chirurgie des varices n'est pas connu.

✓ **Antécédents familiaux**

Indépendamment de l'âge, le risque de développer une maladie thrombo-embolique existe chez un patient dont au moins un parent de premier degré a développé cette condition avant l'âge de 50 ans (Delluc et al. 2012).

✓ **Thrombophilies**

Des anomalies dans le système de coagulation peuvent conduire à une propension à développer la maladie thrombo-embolique. Il s'agit de :

– Faibles niveaux des inhibiteurs de la coagulation (antithrombine, protéine C ou S) ;

– Résistance à la protéine C activée (exemple du facteur V Leiden) ;

– Facteurs élevés de la coagulation (I, II, VIII, IX, XI) ;

– Anticorps anti-phospholipides ;

– Niveaux élevés d'homocystéine ;

– Augmentation de la lipoprotéine A (> 300 mg/l).

✓ **Cancers**

Les personnes atteintes de cancer ont 5 à 7 fois plus de risque de développer une thromboembolie veineuse pour la première fois et un risque accru de TEV récurrente. Le risque varie selon le type de cancer.

Ce risque peut davantage augmenter si la personne :

- Subit une intervention chirurgicale,
- Subit une chimiothérapie,
- Reçoit des agents stimulant l'érythropoïèse,
- Est porteuse d'un cathéter veineux central.

✓ **Insuffisance cardiaque**

Les personnes atteintes d'infarctus du myocarde récent ou d'un AVC ont un risque élevé de développer la TEV.

✓ **Syndrome métabolique**

Les personnes présentant un syndrome métabolique ont 2 fois plus de risque de développer la maladie thrombo-embolique comparativement aux sujets témoins :

- Maladies inflammatoires de l'intestin ;
- Syndrome néphrotique ;
- Syndrome myéloprolifératif ;
- Gammapathie monoclonal (para protéinémie) ;
- Maladie de Behçet ;
- Hémoglobinurie paroxystique nocturne ;
- Trait drépanocytaire et drépanocytose.

– Combinaison de contraceptifs oraux : 2 à 8 fois plus de risque de développer une maladie thrombo-embolique ;

– Traitement hormonal de substitution et anti-estrogènes ;

– Le tamoxifène est associé à 2 – 3 fois plus de risque de développer une maladie thrombo-embolique ;

– Il n'existe actuellement aucune preuve de l'association entre contraceptifs oraux à base de progestérone uniquement et le risque élevé de TEV, mais l'utilisation de progestatifs à forte dose contre les problèmes gynécologiques a été associée à 6 fois plus de risque de la TEV.

La grossesse

Les femmes présentent un risque d'environ 10 fois plus élevé de développer une thromboembolie pendant la grossesse ; et un risque 25 fois plus élevé au cours de la puerpérale, comparativement à celles qui ne sont ni enceintes ni en post-partum.

– L'immobilité (imposée par les longs voyages).

Les patients immobilisés pendant de longues périodes (déplacements en avion) ont un risque élevé de 2 à 3 fois plus de développer une thromboembolie.

– L'hospitalisation ;

– Le traumatisme aigu, la maladie aiguë et la chirurgie sont associés à un risque 10 fois plus élevé de développer une thromboembolie.

– L'anesthésie

Un risque élevé de 2 à 3 fois plus de développer une maladie thrombo-embolique postopératoire a été rapporté avec l'utilisation de l'anesthésie générale comparativement à l'anesthésie rachidienne/péridurale.

30.3. Prophylaxie des maladies thrombo-emboliques

Il existe deux possibilités :

30.3.1. Des mesures non pharmacologiques

Nous avons par exemple la mobilisation précoce.

30.3.2. Prévention médicamenteuse

Il s'agit essentiellement de l'Héparine de bas poids moléculaire.

Nous en avons retenu l'Enoxaparine (Lovenox) : 1 ml de solution injectable correspond à environ 10 000 UI anti-Xa d'énoxaparine ;

✓ **Normes d'injection de l'Enoxaparine**

- Voie sous-cutanée (en dehors de l'indication en hémodialyse) ;
- Ne pas injecter par voie IM ;
- Apprêter la seringue préremplie pour utilisation immédiate ;
- Ne pas purger la seringue avant injection.

✓ **Procédure d'injection sous-cutanée de l'Enoxaparine**

- De préférence chez le patient en décubitus ;
- Dans le tissu cellulaire sous-cutané de la ceinture abdominale antérolatérale et postérolatérale ;
- Alternativement du côté droit et du côté gauche.
- Introduire l'aiguille perpendiculairement et non tangentiellement, sur toute sa longueur, dans l'épaisseur d'un pli cutané réalisé entre le pouce et l'index de l'opérateur ;
- Maintenir ce pli cutané pendant toute la durée de l'injection ;
- Posologie de l'Enoxaparine ;
- *Fréquence d'administration :* 1 injection par jour ;
- *Dose administrée :* fonction du niveau de risque individuel, lié au patient et au type de chirurgie.

30.4. Des indications thérapeutiques

30.4.1. Situations à risque thrombogène modéré

– Injection quotidienne d'une dose de 2 000 UI anti-Xa (0,2 ml) ;

– Première injection, 2 heures avant l'intervention ;

– *Situations à risque thrombogène élevé.*

30.4.2. Chirurgie de la hanche et du genou :

– Posologie : 4 000 UI anti-Xa (0,4 ml) à raison d'une injection par jour ;

– Soit une première injection de 4 000 UI anti-Xa (dose totale) effectuée 12 heures avant l'intervention ;

– Soit une première injection de 2 000 UI anti-Xa (moitié de dose) 2 heures avant l'intervention.

30.4.3. Autres situations

Lorsque le risque thrombo-embolique lié au type de chirurgie (cancérologique) et/ou au patient (antécédents de la maladie thrombo-embolique) paraît majoré, envisager le recours à une posologie prophylactique identique à celle de l'orthopédie à risque élevé (hanche, genou).

30.5. Durée de traitement

Le traitement par des **techniques habituelles** de contention élastique des membres inférieurs, héparines de bas poids moléculaire (HBPM), être maintenu jusqu'à déambulation active et complète du patient :

– En dehors d'un risque thrombo-embolique veineux particulier lié au patient, **en chirurgie générale**, la durée du traitement par Héparine de bas poids moléculaire (HBPM) doit être inférieure à 10 jours.

– L'intérêt d'un traitement prophylactique en **chirurgie orthopédique** de hanche par injection d'Enoxaparine à la dose de 4000 UI anti-Xa/jour durant 4 à 5 semaines après l'intervention a été établi ;

– En cas de persistance du risque thrombo-embolique veineux au-delà de la période de traitement recommandée, envisager la poursuite de la prophylaxie, notamment par les anticoagulants oraux ;

– *Dose/*posologie : 40 mg soit 4 000 UI anti-Xa/0,4 ml, à raison d'une injection sous-cutanée par jour.

– *Durée du traitement :* 6 à 14 jours.

La prophylaxie antithrombotique est fonction du type de chirurgie.

31.

Sérovaccination antitétanique

31.1. Généralités

31.1.1. Définition

Sérovaccination : procédé d'immunisation qui allie l'action des vaccins et celle des sérums

31.1.2. Intérêt

Ainsi, « le sérum apporte une immunité (quasi) immédiate, mais de courte durée, contre le microbe ou la toxine, alors que le vaccin confère une immunité de longue durée, mais s'établissant plus lentement, et par conséquent, plus tardivement. »

La sérovaccination est particulièrement importante dans la prévention du tétanos (Quevauvillers et al. 2009).

31.1.3. Voies d'administration

—VAT : intramusculaire ;

—SAT : intramusculaire.

31.2. Présentation

– Sérum antitétanique : SAT 250 UI ;

– Vaccin antitétanique : suspension injectable boîte de 1 seringue préremplie de 0,5 ml.

31.3. Indications

– Manipulations génitales septiques (excision)

N.B. Il faut adapter la sérovaccination antitétanique au niveau de risque encouru par la patiente.

31.4. Prescription

Tableau 26. Prescription en cas de blessure

Types de blessure ou de risque	Patiente		
	Pas ou partiellement immunisée	Totalement immunisée (âge du dernier rappel)	
		5 à 10 ans	> 10 ans
Mineure — propre	Commencer ou compléter la vaccination (Anatoxine tétanique** 1 dose de 0,5 ml).	Pas d'injection.	Anatoxine tétanique : 1 dose de 0,5 ml.
Majeure — propre ou tétanisée	Sur un bras : Immunoglobuline tétanique humaine, 250 UI*.	–	Sur un bras : Immunoglobuline tétanique humaine, 250 UI*.
	Sur l'autre bras : Anatoxine tétanique** : 1 dose de 0,5 ml.	Anatoxine tétanique : 1 dose de 0,5 ml.	Sur l'autre bras : Anatoxine tétanique** : 1 dose de 0,5 ml*.
Tétanigène Débridement retardé/incomplet	Sur un bras : Immunoglobuline tétanique humaine, 500 UI*.	–	Sur un bras : Immunoglobuline tétanique humaine, 500 UI*.
	Sur l'autre bras : Anatoxine tétanique** : 1 dose de 0,5 ml Antibiothérapie.	Anatoxine tétanique : 1 dose de 0,5 ml. Antibiothérapie.	Sur l'autre bras : Anatoxine tétanique** : 1 dose de 0,5 ml* Antibiothérapie.

*Utiliser des seringues, des aiguilles et des endroits (d'injection) différents.

Source : PM Tebeu et https://www.vidal.fr/medicaments/utilisation/vaccins/vaccin-tetanos.html

32.

CAT face aux accidents d'exposition

32.1. Généralités

32.1.1. Définition

– Accident d'exposition : contact d'un individu (praticien par exemple) avec le sang ou les humeurs (sueurs, salive, glaire) d'une personne infectée par le VIH.

32.1.2. Intérêt

Risque accru/réel de contamination par le virus HIV.

32.2. CAT diagnostique

Évaluer le risque de contamination, avec un accent particulier sur :

32.2.1. Circonstance

– Chirurgie ;

– Rapports sexuels ;

– Soins de routine.

32.2.2. Substance affectée

– Sueur ;

– Sang ;

– Liquide amniotique, etc.

32.2.3. État de la source d'exposition

– VIH ;

– HVB ;

– Clinique.

32.2.4. Test VI, test HVB de la patiente et du soignant.

32.3. CAT thérapeutique

Deux types de dispositions à prendre :

32.3.1. Mesures physiques

– Éviter d'appuyer l'endroit exposé ;

– Le tremper dans une solution de décontamination.

32.3.2. Mesures pharmacologiques

– ARV (trithérapie) : le plus tôt possible (dans les 12 heures, 72 heures au plus tard).

L'exposition au VIH, à éviter par la précaution, impose des mesures spontanées et ordonnées pour éviter la contagion.

SECTION XIII

FISTULES GÉNITALES

33.

CAT face à la fistule génitale

33.1. Généralités

33.1.1. Définition

Solution de continuité entre l'appareil urinaire et l'appareil génital (FVV) ou entre l'appareil digestif et l'appareil génital (FRV) (Tebeu et al. 2018).

33.1.2. Classification morphologique

En fonction des organes impliqués : FRV, FVV, FM ;

Selon la topographie :

i. FGU : FVV urétrale, cervicale, trigonale, rétrotrigonale, juxtacervicale, vésico-utérine, urétéro-vaginale.

ii. FGD : FRV, du tiers inférieur, moyen, et supérieur

– Classification pronostique : dépend de la localisation, de la taille de la fistule et de la souplesse vaginale. L'on distingue les fistules de classes I, II, III ou IV (Tebeu et al. 2018).

33.2. CAT diagnostique

33.2.1. Examen physique

Il se fait à l'aide de la valve de Sims. Deux cas de figure sont possibles :

– Fistule visible : le TV à un doigt peut aussi permettre de percevoir l'orifice, rendant le diagnostic facile.

– Fistule ni palpable ni visible : alors, recourir au bleu de méthylène (passer à l'étape suivante).

33.2.2. Test au bleu de méthylène

Quand le test n'a pas été concourant, il passe par quelques étapes :

– Poser une sonde urinaire à demeure ;

– Remplir la vessie à la solution de bleu de méthylène ;

– Observer le vagin sous valve de Sims ;

L'interprétation dépend de la piste suivie par l'écoulement du bleu de Méthylène :

– Par le col ou le vagin : test négatif (pas de fistule) ;

– En dehors du vagin : test positif (fistule) ;

– Pour être plus méticuleux, il existe deux sous-possibilités pour l'écoulement du bleu en dehors du vagin :

- Par le col utérin : fistule vésico-vaginale ;
- Par la paroi postérieure de la vessie : vésico-utérine ;
- Alors, recourir à la manœuvre de Valsalva.

33.2.3. Ôter la sonde sans vider la vessie

– Demander à la patiente de tousser/faire une expression manuelle sus-pubienne ;

– Observer le possible écoulement du bleu. Il existe plus d'un cas de figure :

- Écoulement du bleu par le méat urinaire : incontinence urinaire ;
- Pas d'écoulement du bleu par le méat urinaire : suspecter une fistule urétéro-vaginale, et recourir au test par furosémide.

33.2.4. Test au furosémide

– Faire boire beaucoup d'eau à la patiente ou la remplir de 500 cc par voie veineuse ;

– Lui administrer 20 mg de furosémide ;

– Observer pendant 30 à 60 minutes.

En cas d'écoulement liquidien clair ou citrin par le vagin : résultat positif. Il s'agit des urines.

Conclusion : présence d'une fistule urétéro-vaginale.

33.3. CAT thérapeutique

Elle est fonction du type de fistule :

– FVV : fistulographie/fistuloplastie

– FUV : réimplantation

– Incontinence d'effort : Burch, Marion Kelly, Elongation.

34.

Classification des fistules obstétricales génito-urinaires (FOGU)

Généralités

De nombreuses classifications ont été proposées, basées sur la topographie, le pronostic et parfois les deux.

34.1. Classification anatomique

La classification anatomique des fistules génito-urinaire tient compte de deux paramètres : étage anatomique et organes en communication.

Ci-après présentée une classification anatomique simplifiée.

Tableau 27. Classes topographiques des fistules génito-urinaires

N°	Formes topographiques	Organes communicants
1	Urétro-vaginale	Urètre et vagin
2	Cervico-vaginale	Col vésical et vagin
3	Trigono-vaginale	Trigone vésical et vagin
4	Rétrotrigonale	Vagin et vessie (au-dessus du trigone)
5	Juxtacervicale	Vagin et col utérin
6	Vésico-utérine	Vessie et utérus
7	Urétéro-vaginale	Uretère et vagin

Sources. Tebeu

34.2. Classification pronostique des fistules génito-urinaires

En 1992, Falandry catalogue les fistules en trois groupes, inspiration du tableau ci-après :

Tableau 28. Classes topographiques des fistules génito-urinaires

Groupe	Qualification	Caractéristique
I	Simple	N'affectent pas le col de la vessie
II	Difficiles	– Avec sclérose vulvo-vaginale et/ou – Multiopérées
III	Compliquées	Conjugaison de la fistule vésico-vaginale et de recto-vaginale.

Source : Tebeu (sur la base de la classification de Falandry).

34.2.1. Critères de classification pronostique

La classification pronostique est basée sur la localisation et la taille de la fistule ainsi que la souplesse vaginale (Tebeu et al. 2018).

Tableau 29. Critères de classification pronostique des FOGU

Critères	**Localisation**	**Taille**	**Fibrose**
De bon pronostic	– Rétrotrigonale	< 2 cm	– Absente/discrète aux berges
Modérés de mauvais pronostic	– Col vésical – Cloison VV autre que rétrotrigonale	2 — 4 cm	– Présente sans sténose vaginale
Majeurs de mauvais pronostic	– Urètre – Supravaginale – Urétérale – Transsection complète – Fistules multiples	> 4 cm	– Sténose vaginale laissant passer à peine 1 doigt – Fibrose intra-urétrale

Source : Tebeu

34.2.2. Classes pronostiques (FOGU)

La classification pronostique des FOGU, comme celle d'autres fistules, tient compte de la localisation et de la taille de la fistule, ainsi que de la souplesse vaginale.

Il existe des fistules de classes I, II, III ou IV (Tebeu et al. 2018).

Limites de la classification décrite par Falandry

Elles concernent les variables de mauvais pronostic :

- Non-inclusion de l'atteinte d'autres structures de l'arbre urinaire que le col ;
- Inclusion d'une opération antérieure différente de la fibrose vaginale (dans les variables de mauvais diagnostic), alors qu'en réalité, elle n'agit qu'en favorisant la fibrose.
- Considération de la FRV comme facteur aggravant du pronostic de la FVV.

Tableau 30. Classes topographiques des FGU

Classes pronostiques	**Caractéristiques observées**	**– Détail sur les variables pronostiques**
I	– Absence de tout critère modéré – Présence de trois critères mineurs	– Taille < 2 cm et – rétrotrigonale et vagin souple/discrète fibrose des berges
II	– Présence d'1 critère modéré	– Taille (2-4 cm), ou – Cloison VV non rétrotrigonale – Fibrose limitée aux berges
III	– Présence de 2 critères modérés présents	-//-
IVA	– Présence de 3 critères modérés présents, ou – Présence d'1 critère majeur	-//-
IVB	– Présence d'au moins 1 critère majeur	– Taille >4 cm – Fibrose vaginale majeure – Lésions urètre – Fistule urétérale – Fistule supra-vaginale – Fibrose intra-urétrale – Transsection complète – Fistules multiples

Source : Tebeu

34.3. Double classification (topographique et diagnostique) des FOGU

La classe topographique oriente le choix du type d'incision ; la classe pronostique le choix du chirurgien du cas en question.

Une classification relativement simplifiée va favoriser la comparaison des résultats dans les différentes institutions de prise en charge des fistules obstétricales.

Des classifications des fistules obstétricales ont été décrites. Lesdites classifications présentent quelques limites, aussi nous en proposons-nous une, qui permet de mieux aider au choix de l'incision et à la comparabilité des résultats des différents centres.

35.

Classification des fistules obstétricales génito-digestives (FOGD)

35.1. Généralités

La fistule recto-vaginale est la présence d'une communication pathologique entre le tractus génital et le tractus digestif, en occurrence le rectum. Elle se caractérise par un écoulement continu de selles et/ou de gaz par le vagin, et par ricochet, la présence d'une odeur nauséabonde persistante, cause de la stigmatisation sociale et l'isolement de la patiente (Bangser 2006, Cook 2004 [1] ; [2]).

La littérature regorge de types de classifications FOGD, dont celles basées sur les organes affectés.

35.2. Classification anatomique FOGD

Elle se base sur l'étage anatomique et des organes en communication.

Ci-après une classification anatomique simplifiée FOGD :

Tableau 31. Classes topographiques des fistules génito-digestives

Forme topographique		Localisation par rapport au sphincter
1	Fistule du tiers inférieur	– Sphinctérienne – Supra-sphinctérienne
2	Fistule du tiers moyen	– Suprasphinctérienne
3	Fistule du tiers supérieur	– Suprasphinctérienne – Juxta cervicale

Source : Tebeu

35.3. Classification pronostique des FOGD

L'OMS traite toute FRV de mauvais pronostic (Bernis 2006). Falandry (1992) amendé par Camey, regroupe les fistules en trois catégories, en fonction de leur degré de complexité :

- Fistules simples ;
- Fistules complexes et
- Fistules graves.

Tout comme l'OMS, il considère la FRV comme de mauvais pronostic.

35.3.1. Critères de classification pronostique des FGD

Elle dépend de la localisation, de la taille de la fistule ainsi que de la souplesse vaginale (Tebeu et al. 2018).

Des auteurs utilisent également la cause comme variable pronostique. Les fistules traumatiques et infectieuses étant considérées de bon pronostic ; les fistules de pathologies inflammatoires coliques de mauvais pronostic. Par ailleurs, sont considérées comme simples les fistules basses et de petite taille d'origine infectieuse et traumatique ; et complexes, celles de grande taille et hautes, causées par une maladie inflammatoire du colon. Ci-après une suggestion de critères de classification pronostique des FGD.

Tableau 32. Critères de classification pronostique des FGD

Critères de classification	Localisation	Taille	Fibrose
De bon pronostic	Tiers <	< 2 cm	Absente Discrète aux berges
Critères mineurs de mauvais pronostic	Tiers moyen	2 — 4 cm	Présente sans sténose périnéo-vaginale
Critères majeurs de mauvais pronostic	Tiers >	> 4 cm	Sténose du périnée et du vagin laissant passer à peine 1 doigt

Source : Tebeu

35.3.2. Classes pronostiques des FGD

Elle dépend de la localisation, de la taille de la fistule ainsi que de la souplesse vaginale (Tebeu et al. 2018). La combinaison des différents critères pronostiques permet d'établir quatre classes pronostiques de FGD.

Tableau 33. Critères de classification pronostique des FOGD

Classe pronostique	Caractéristiques observées	Détails sur les variables pronostiques
I	0 critère de mauvais pronostic – 3 critères de bon pronostic & 1 critère mineur de mauvais pronostic	– Taille < 2 cm ; et – Tiers inférieur ; – Vagin souple/fibrose discrète aux berges.
II	– 2 critères mineurs de mauvais pronostic	– Taille (2 – 4 cm) ; ou – Tiers moyen ; – Fibrose limitée aux berges.
III	– 3 critères mineurs de mauvais pronostic	– de même que ci-dessus.
IV	– Présence d'au moins 1 critère majeur de mauvais pronostic	– Taille > 4 cm ; – Fibrose périnéo-vaginale majeure ; – Tiers supérieur ; – Transsection complète du rectum ; – Fistules multiples ; – Profondeur vagin < 5 cm.

Source : Tebeu

35.3.3. Utilisation des classifications des FGD

La classification anatomique proposée devrait permettre au chirurgien non seulement de localiser la fistule, mais également de mieux se préparer dans l'approche chirurgicale. En effet :

– Toute fistule du tiers inférieur sphinctérienne devra suggérer l'abord transpérinéal.

– Toute fistule du tiers inférieur devra suggérer l'abord procto-périnéotomie, afin de faire d'une fistule supra-sphinctérienne une fistule sphinctérienne.

Pour les fistules du tiers moyen, envisager l'abord transvaginal.

Toute fistule du tiers supérieur devra suggérer l'abord abdominal, avec une éventuelle colostomie (l'envisager/en discuter) ; toutefois, en fonction du degré de perte de substance, l'abord transvaginal est envisageable.

Cette classification pronostique « proposée » facilitera la bonne évaluation du niveau de compétence du praticien (maîtrise de la chirurgie fistulaire) et donc, de mieux choisir les cas à opérer.

Sur le plan technique, nous suggérons que la greffe de Martius soit appliquée à la fistule de classe III-IV. Les fistules de classe IVB ont moins deux critères majeurs de mauvais pronostic : l'opérabilité sera souvent discutée.

Quoi qu'il en soit, c'est une fistule qui nécessite une prise en charge multidisciplinaire : chirurgien de fistules, chirurgien digestif, plasticien.

Face à l'« inexistence » de classification pronostique des fistules génito-digestives dans la littérature, au vu de nos recherches, nous en proposons deux : une anatomique et d'une pronostique, afin de faciliter la formation en chirurgie des fistules génito-digestives pour la sérénité du praticien et le bien-être des patientes.

36.

CAT face à la fistule obstétricale urogénitale (FOUG)

36.1. Généralités

36.1.1. Définition

La fistule obstétricale urogénitale est une solution de continuité entre l'appareil urinaire et l'appareil génital (FVV) (Tebeu et al. 2018).

36.1.2. Classification morphologique des FOUG

En fonction des organes impliqués et de la topographie, l'on distingue deux cas :

- FGU pure, qui ne concerne que l'arbre urinaire sans impliquer le tractus digestif.

Sur plan topographique, nous pouvons distinguer : la FVV, urétrale, cervicale, trigonale, rétrotrigonale, juxtacervicale, vésico-utérine, urétéro-vaginale.

- Fistules génitales mixtes, qui impliquent le tractus urinaire et le tractus digestif (FRV + FVV).

Classification pronostique des FOUG

Elle est fonction de la localisation et de la taille de la fistule, ainsi que de la souplesse vaginale.

L'on distingue des fistules de classes I, II, III et IV (Tebeu et al. 2018).

36.2. CAT diagnostique

36.2.1. Examen physique

Il se fait à l'aide de la valve de Sims.

Il existe deux cas de figure :

- Fistule visible ou palpable d'emblée sans recours à un test

Le TV à un doigt permet de percevoir l'orifice, rendant le diagnostic facile.

- Fistule ni palpable ni visible

Nécessité de recourir au bleu de méthylène (passer à l'étape suivante).

36.2.2. Test au bleu de méthylène

Le test non concourant passe par trois étapes essentielles :

– Pose d'une sonde urinaire à demeure ;

– Remplissage de la vessie à la solution de bleu de méthylène ;

– Observation du vagin sous valve de Sims ;

L'interprétation est fonction de la trajectoire suivie par l'écoulement du bleu de Méthylène :

– Par le col ou le vagin : test négatif (pas de fistule) ;

– En dehors du vagin : test positif (fistule) ;

Pour être plus méticuleux, il existe deux sous-possibilités pour l'écoulement du bleu hors du vagin :

- Par le col utérin : fistule vésico-vaginale ;
- Par la paroi postérieure de la vessie : vésico-utérine ;

Déduction diagnostique en fonction du cheminement du bleu du méthylène

Tableau 34. Critères de classification pronostique des FOUG

Itinéraire	**Résultat du test**	**Fistule ?**
Col / vagin	Négatif	Non
Ailleurs/hors du vagin	Positif	Oui
– Col utérin	Positif	FVV
– Paroi postérieure vessie	Positif	FVU

Sources : Tebeu

Il faudrait alors recourir à la manœuvre de Valsalva, consistant à effectuer une expiration forcée, la glotte fermée.

36.2.3. Ablation de la sonde sans vider la vessie

– Demander à la patiente de tousser/faire une expression manuelle sus-pubienne ;

– Observer l'éventuel écoulement du bleu de Mytilène. Plus d'un cas de figure :

- Écoulement du bleu (par le méat urinaire) : incontinence urinaire ;
- Pas d'écoulement du bleu par le méat urinaire : suspecter une fistule urétéro-vaginale, et recourir au test par furosémide.

36.2.4. Test au furosémide

Procédé

– Faire boire beaucoup d'eau à la patiente/la remplir de 500 cc par voie veineuse ;

– Lui administrer 20 mg de furosémide ;

– Observer pendant 30 à 60 minutes.

En cas d'écoulement de liquide clair ou citrin par le vagin : résultat positif. Il s'agit des urines.

Conclusion diagnostique

Présence d'une fistule urétéro-vaginale.

36.3. CAT thérapeutique

Elle est fonction du type de fistule, comme spécifié dans le tableau ci-après :

Tableau 35. Indications thérapeutiques pour la FOUD

Situation		Traitement
1.	FVV	– Fistulographie/ – Fistuloplastie
2.	FUV	Réimplantation
3.	Incontinence d'effort	– Burch, – Marion Kelly, – Élongation

Sources : Tebeu

La fistule génitale (obstétricale) est une pathologie fréquente dont la bonne prise en charge passe par une bonne démarche diagnostique et thérapeutique.

37.

CAT face à la fistule obstétricale génito-digestive (FOGD)

37.1. Généralités

37.1.1. Définition

La FOGD est une solution de continuité (pathologique) entre l'appareil digestif et l'appareil génital, la fistule génito-digestive (FGD), le plus souvent dénommée fistule recto-vaginale (FRV) (Tebeu et al. 2018).

37.1.2. Classification morphologique des FOGD

Elle est fonction des organes impliqués et/ou de la topographie :

- FGD pure : FRV du tiers inférieur, moyen, et supérieur
- Fistule mixte (FM) : conjugaison FRV et FRV (avec plusieurs variétés topographiques)

37.1.3. Classification pronostique

Fonction de la localisation et de la taille de la fistule ainsi que de la souplesse vaginale. Il existe des fistules de classes I, II, III ou IV (Tebeu et al. 2018).

37.2. CAT diagnostique

37.2.1. Examen physique

Il se fait à l'aide de la valve de Sims. Deux cas de figure sont possibles :

37.2.1.1 Fistule visible/palpable

Le TV à un doigt peut aussi permettre de percevoir l'orifice, facilitant ainsi le diagnostic.

37.2.1.2 Fistule ni palpable ni visible

Nécessité du recours au bleu de méthylène (passer à l'étape suivante).

37.2.2. Test au bleu de méthylène

– Pas besoin de sonde rectale ;

– Remplir le rectum avec de la compression moussante imbibée au bleu de méthylène ;

– Compléter le remplissage du rectum par la seringue de 60 CC gros embout rempli de la solution de bleu de méthylène

– Observer le vagin sous valve de Sims avec valve antérieure ;

L'interprétation dépend de la piste suivie par l'écoulement du bleu ou de la mousse bleutée par le vagin : test positif (fistule) ;

– Pour être plus méticuleux, il existe deux sous-possibilités pour l'écoulement du bleu en dehors du vagin.

37.3. CAT thérapeutique

Elle est fonction du type de fistule, comme spécifié dans le tableau ci-après :

Tableau 36. Indications thérapeutiques pour la FOGD

Situation		Traitement
1.	FRV	Fistulographie simple
2.	FRV du tiers moyen	Fistuloplastie (greffe)
3.	FRV haute	Colostomie préalable

La fistule génitale (obstétricale) est une pathologie fréquente dont la bonne prise en charge passe par une bonne démarche diagnostique et thérapeutique.

38.

CAT face à la fistule génitale non obstétricale (FGNO)

38.1. Généralités

38.1.1. Définition

La FGNO est une solution de continuité entre l'appareil urinaire et l'appareil génital (FVV) ou entre l'appareil digestif et l'appareil génital (FRV) sans rapport avec une grossesse (Tebeu et al. 2018).

38.1.2. Classification morphologique des FGNO

Elle est fonction des organes impliqués. Aussi, topographiquement parlant, distingue-t-on quelques cas de figure.

- Fistules génitales uniques

Deux possibilités :

- FGU (seule) ;
- FGD (seule).

- Fistules génitales mixtes

L'on parle de fistule génitale mixe chez une personne affectée à la fois par la fistule par la FGU et la FGD.

38.1.3. Classification pronostique

Elle est fonction de la localisation, de la taille de la fistule et de la souplesse vaginale. Aussi, dans une approche pronostique, distingue-t-on des fistules de classes I, II, III et IV (Tebeu et al. 2018).

38.2. Étiologies

– Causes chirurgicales : hystérectomies

– Accident domestique : éboulement de terrain (brindille dans le vagin).

– Causes infectieuses : herpès virus (certaines FRV) ;

– Cancers génitaux.

38.3. Diagnostic

Le processus diagnostique est conduit comme pour les fistules obstétricales (chapitres antérieurs).

38.4. CAT thérapeutique

La conduite thérapeutique est fonction de la cause.

38.4.1. Fistules traumatiques

Comme pour les fistules obstétricales.

38.4.2. Fistules néoplasiques

Approche pluridisciplinaire avec les oncologues.

38.4.3. Fistules infectieuses

Approche pluridisciplinaire parfois avec les internistes pour assurer une bonne immunité avant la chirurgie.

La fistule génitale non obstétricale est une affection fréquente dont la bonne prise en charge passe par une bonne démarche diagnostique et thérapeutique.

SECTION XIV

PATHOLOGIES GÉNITALES BÉNIGNES

39.

Maladies de dénomination anthroponymique

39.1. Maladies de Cushing

39.1.1. Définition

La maladie de Cushing est l'une des formes du syndrome de Cushing, strictement associée à une origine dite « haute », ou hypophysaire (adénomes corticotropes sécrétant de l'ACTH) (Meyer, 1983).

39.1.2. Prévalence

Une prévalence de 4/1000 a été rapportée chez les personnes obèses en Turquie (Atar *et al.*, 2020).

39.2. Maladie d'Addison

39.2.1. Définition

La maladie d'Addison, ou insuffisance surrénalienne chronique primaire, est une affection endocrinienne rare caractérisée par le défaut de sécrétion des hormones surrénaliennes en particulier les glucocorticoïdes (cortisol) et les minéralocorticoïdes (aldostérone) (Betterle *et al.*, 2019) ; (Naletto *et al.*, 2019).

39.2.2. Cause

Il existe des formes « primaires » directement liées à une atteinte des glandes surrénales (excluant donc toute autre piste causale). C'est une insuffisance surrénalienne lente qui associe une destruction progressive de la corticosurrénale (causes secondaires aussi).

✓ Clinique

- Asthénie (avec courbatures) ;
- Goût prononcé pour le sel ;
- Hypotension artérielle (surtout orthostatique) ;
- Amaigrissement (anorexie) ; et
- mélanodermie (hyperpigmentation au niveau des points de frottement et des muqueuses).

✓ Paraclinique

- Hyponatrémie et hyperkaliémie dues à l'insuffisance d'aldostérone (impliquée dans la réabsorption rénale du sodium et l'excrétion rénale du potassium).
- Hypoglycémie (surtout le matin à jeun), qui s'explique par l'insuffisance de cortisol (jouant un rôle hyperglycémiant).

39.3. Maladie de Mondor du sein

Pathologie thrombotique veineuse superficielle de la paroi thoracique, décrite pour la première fois par Henri Mondor en 1939. Plutôt rare, généralement bénigne et spontanément régressive, la maladie de Mondor du sein est habituellement consécutive à la chirurgie mammaire (AlSheef *et al.*, 2019) ; (Boonjunwetvat *et al.*, 2019).

Quelques cas, plus rares sont rapportés chez les hommes, au niveau du pénis (Sheikh *et al.*, 2020).

39.4. Maladie de Raynaud

39.4.1. Définition

La maladie de Raynaud est un désordre vasculaire du système circulatoire dans les extrémités (doigts, nez, orteils) (Esteireiro and Bicho, 2020) ; (Stjernbrandt *et al.*, 2019) ; (Ben *et al.*, 2018).

39.4.2. Clinique

La maladie de Raynaud se manifeste par des réactions hyperactives au froid (températures ambiantes/contact avec un objet glacé/glacial).

39.4.3. Classification

- Syndrome de Raynaud primaire

Absence de toute pathologie causale identifiée.

39.4.4. Syndrome de Raynaud secondaire

Existence d'une autre condition médicale sous-jacente, comme :

– Lupus ;

– Syndrome du tunnel Carpien ;

– Syndrome de CREST, maladies rares, constituées de l*a sclérodermie systémique cutanée diffuse* et *la sclérodermie systémique cutanée limitée* (auparavant appelé syndrome de CREST, acronyme de calcifications sous-cutanées = C, syndrome de Raynaud = R, anomalies œsophagiennes (reflux gastro-œsophagien) = E, Sclérodactylie = S et Télangiectasies = T) ;

– Iatrogène (produits chimiques et autres médicaments) ;

– Stress émotif : peut également provoquer des attaques de Raynaud.

De nombreuses pathologies (anomalies) peuvent perturber, causant plus ou moins de dégâts de gravité variée, le circuit gynécologique. Beaucoup desdites maladies ont été décrites, avec un accent particulier sur les symptômes (signes), les facteurs de risque et des traitements ont été proposés. La maîtrise de ces maladies facilite la tâche du gynécologue désentravant ainsi son futur cheminement obstétrical.

SECTION XV

CANCERS GYNÉCOLOGIQUES

40.

Dépistage du cancer du col

40.1. Généralités

40.1.1. Définitions

Le cancer du col est une néoformation maligne primitive causée par une infection persistante du virus du papillome humain, développée aux dépens de l'épithélium du col utérin, le plus souvent de l'exocol (Blanc 2005) ;(https://www.who.int/fr/news-room/fact-sheets/detail/cervical-cancer).

40.1.1. Intérêt

L'intérêt du cancer du col utérin réside sur le fait qu'il s'agit d'une affection qui évolue de manière chronique et est évitable par la vaccination et par le dépistage avec prise en charge des lésions précancéreuses (https://www.who.int/fr/news-room/fact-sheets/detail/cervical-cancer).

La lésion précancéreuse étant une anomalie asymptomatique bénigne de l'épithélium cervical, pouvant malheureusement évoluer vers un cancer invasif, en absence de prise en charge appropriée.

40.2. Méthodes de suspicion

– Il existe trois méthodes de dépistage du cancer : cytologie, inspection visuelle, détection du PVH

40.2.1. Cytologie

Elle se fait en deux étapes :

– Prélèvement de cellules du col utérin ;

– Analyser pour détecter des aspects atypiques.

40.2.2. Méthodes d'inspection visuelle

40.2.2.1. Description

Elle utilise deux produits : acide acétique et Lugol.

✓ **Procédé de l'acide acétique**

Encore appelé « *Inspection visuelle après application d'acide acétique* » (IVA), le procédé de l'acide acétique se base sur le principe selon lequel les cellules précancéreuses ont une activité mitotique importante et synthétisent des protéines qui blanchissent à l'application de l'acide acétique.

✓ **Utilisation du Lugol**

Le Lugol, forme réduite de « *Inspection visuelle après application du Lugol » (IVL), est un* procédé qui se fonde sur le principe selon lequel les lésions précancéreuses utilisent le glycogène comme source d'énergie en synthétisant les protéines, et sont pauvres en glycogène, ce qui se traduit par la coloration jaune pâle et non brun acajou à l'application du Lugol.

40.2.2.2. Matériel d'inspection visuelle

– Spéculum ;

– Source de lumière blanche ;

– Soluté salé normal ;

– Seringue de lavage ;

– Solution d'acide acétique (3 à 5 %) ;

– Cuvette ;

– Contenu du Lugol (composition de 100 ml d'iode fort) = (iode USP, 5 g) + (iodure de potassium, 10 g) + (eau purifiée) ;

– Contenu de l'acide acétique à 5 % = (eau distillée, 20 ml) + (1 ml d'acide acétique pur à 100 %).

40.2.2.3. Procédure de dépistage IVA et IVL

– Visualiser le col de l'utérus pendant l'examen pelvien ;

– Nettoyer le col à l'aide d'une solution salée normale (physiologique) ;

– Inspecter ;

– Nettoyez-le avec une solution d'acide acétique (3 à 5 %) ;

– Pendant 60 secondes (par exemple du vinaigre) ;

– Enfin application du Lugol à 5 % (10 secondes).

40.2.2.4. Cotation des résultats d'inspection visuelle

– Inspecter le col de nouveau, en 60 secondes après application de l'acide acétique.

– Identifier les zones blanchies sous l'effet de l'AA. Le blanchiment suggère la présence de lésions suspectes de précancer ; le résultat du test IVA est positif.

– Après l'appréciation de l'effet de l'acide acétique, appliquer du Lugol et observer. Il apparaît un col coloré en brun acajou ou une zone iodonégative. Le test « IVL positif ».

3. Méthodes de détection du papillomavirus (PVH) oncogène.

40.3. Méthodes de confirmation

40.3.1. Classification

– Biopsie colpo-guidée

Réaliser un examen sous loupe en associant IVA/IVL à la lumière blanche et verte afin de prélever du tissu sur la zone suspecte ;

– Biopsie directe à l'œil nu ou à la loupe :

- Elle se fonde sur un double principe :
- IVA/IVL permet d'identifier la zone ;

La loupe permet encore une meilleure identification des lésions.

40.3.2. Description des méthodes

40.3.2.1. Biopsie colpo-guidée

– Colposcope ;

– Pince à biopsie ;

– Tube au formol à 10 % ;

– Matériel IVA/IVL ;

– Spéculum ;

– Source de lumière blanche ;

– Soluté salé normal ;

– Seringue de lavage ;

– Solution d'acide acétique (3 à 5 %) ;

– Cuvette ;

– Lugol.

40.3.2.2. Biopsie directe non colpo-guidée

– Conduite comme pour IVA/IVL ;

– Visualiser au colposcope ;

– Utiliser la lumière verte pour rechercher des anomalies vasculaires ;

– Biopsie de la zone suspecte.

40.4. Classifications morphologiques des lésions précancéreuses

Il en existe de nombreuses nomenclatures (Horn *et al.*, 2016) ; (Hilal *et al.*, 2015).

40.4.1. Nomenclature de suspicion

– Suspicion par dépistage à l'acide acétique : noter le blanchissement ou non blanchissement.

– Suspicion par dépistage au Lugol : noter des lésions iodonégatives ou non.

– Dépistage par détection de HPV oncogène : noter HPV positif ou négatif.

– Dépistage par méthode cytologique : présentation du résultat illustrée selon la classification de Papanicolaou ou de Bethesda.

40.4.2. Nomenclatures de confirmation

Quelle que soit la méthode de suspicion, la confirmation d'une lésion précancéreuse doit être histologique. La nomenclature de confirmation qui peut être selon la classification de Richart ou la classification OMS. Le tableau ci-après illustre la concordance cytologique et histologique.

Le résultat de confirmation est présenté selon le modèle de Richart ou de l'OMS.

Tableau 37. Classifications des lésions précancéreuses

Cytologiques		**Histologiques**	
Papanicolaou	Bethesda	Richart	OMS
Classe I	Normal	Normal	Normal
Classe II	ASC-US, ASC-H	Anomalie intermédiaire	Anomalie intermédiaire
Classe III	LSIL	CIN 1/ Condylome plan	Dysplasie Légère koilocytose
Classe III	HSIL	CIN 2	Dysplasie modérée
Casse III	HSIL	CIN 3	Dysplasie modérée
Classe IV	HSIL	CIN 3	Carcinome in situ
Classe V	Cancer invasif	Cancer invasif	Cancer invasif

Source : P. M. Tebeu

L'infection persistante du col de l'utérus par le HPV est à l'origine de la lésion précancéreuse du col utérin, qui va évoluer vers un cancer invasif en 10 à 20 ans. Le dépistage du cancer du col peut être fait par de moyens simples (IVA/IVL), au cours de la consultation, avec rigueur méthodologique.

41.

Conduite à tenir face au cancer du cancer du col de l'utérus

41.1. Généralités

41.1.1. Définition

Le cancer du col est une néoformation maligne primitive causée par une infection persistante du virus du papillome humain, développée aux dépens de l'épithélium du col utérin, le plus souvent de l'exocol (Blanc 2005) ; (https://www.who.int/fr/news-room/fact-sheets/detail/cervical-cancer).

41.1.2. Intérêt

Affection fréquente, mais évitable par le dépistage ou par le vaccin et on en distingue actuellement trois types :

- Un vaccin nanovalent : contre le papillomavirus humain types 6, 11, 16, 18, 31, 33, 45, 52 et 58 ;
- Un vaccin tétravalent : contre le papillomavirus humain types 6, 11, 16 et 18 ;
- Un vaccin bivalent : contre le papillomavirus humain types 16 et 18.

Le pronostic est fonction du stade évolutif au diagnostic et de la qualité des soins.

41.2. Facteurs de risque du cancer du col de l'utérus

41.2.1. Liés à la vie génitale

- Rapports sexuels précoces ;
- Multiples partenaires sexuels ;
- Un partenaire sexuel avec plusieurs partenaires sexuels ;
- Infections sexuellement transmissibles ;
- VIH/SIDA.

41.2.2. Liés à la prévention en santé

- Absence de dépistage des lésions précancéreuses ;
- Utilisation des méthodes hormonales (de contraception).

41.3. Diagnostic

41.3.1. Diagnostic positif

Le diagnostic positif du cancer du col de l'utérus est basé sur la triple enquête après le terrain selon le sigle T-ACP.

– Anamnèse :

- Saignements de contact ;
- Facteurs de risques ;

– Clinique (spéculum) :

- Col nécrotique-hémorragique ;
- Hypertrophique ou atrophique ;

– Paracliniques (biopsie) :

41.3.2. Diagnostic différentiel

– Tuberculose cervicale, souvent associée à l'aménorrhée secondaire, l'infertilité, le saignement caractéristique du cancer du col (Guie *et al.*, 2008) ; (Singh *et al.*, 2010) ;

41.4. Classification FIGO (2019)

La classification FIGO des cancers du col de l'utérus a beaucoup évolué depuis 1996.

2009 : disparition du stade 0, considéré comme lésion précancéreuse ;

2019 : accent sur les subdivisions des stades I et III (Sehnal *et al.*, 2019a) ; (Sehnal *et al.*, 2019b) ; (Grigsby *et al.*, 2020) ; (Horn et al. 2019). Ainsi, au stade IA, l'extension en surface n'est plus prise en compte et le stade IB est subdivisé en trois entités :

- IB1 : 0,5 mm à < 2 cm ;
- IB2 : 2 cm < 4 cm ;
- IB3 : ≥ 4 cm.

– Stade III : ajout de IIIC ou ganglionnaire ; IIIC1, pelvien ; IIIC2, para-aortique.

Tableau 38. Classification FIGO 2019 des cancers du col utérin

Stades	Limites	Subdivisions	
I	Limité au col	**(Micro) (Profondeur)**	IA1 : ≤ 3 mm IA2 : 3 à 5 mm
		IB (macro) (Surface)	IB1 : 0,7 à 4 cm IB2 : < 4 cm
II	– Au-delà du col -2/3 < du vagin (respect de paroi pelvienne latérale et du 1/3 < du vagin).	IIA (Surface)	IIA1 : ≤ 4 cm IIA2 : > 4 cm
		IIB (Paramètres)	IIB1 : < 2 cm IIB2 : 2 à 3,9 cm IIb 3 : ≥ 4 cm
III	– 1/3 < vagin – Paroi pelvienne – Hydronéphrose – Insuffisance rénale – Adénopathies	IIIA (1/3 < vagin)	–
		IIIB	– Paroi pelvienne latérale /hydronéphrose /insuffisance rénale
		IIIC (ADP)	III C1 : pelviens III C2 : para-aortiques
IV	– Métastases	IVA	– Vessie – Rectum
		IVB	– Métastases à distance

Source : https://www.em-consulte.com/article/1334807/nouvelle-classification-et-recomandation-de-prise

41.5. Traitement

Le traitement du cancer du col de l'utérus est fonction du stade évolutif.

41.5.1. Aux stades I et IIA : Trois méthodes possibles

– Chirurgie (exclusivement) : colo-hystérectomie totale élargie avec ablation des paramètres (Wertheim) + lymphadénectomie iliopelvienne.

– Radiothérapie (exclusivement) : curiethérapie locale suivie d'une radiothérapie de préférence par le cobalt

– Association radiothérapie et chirurgie :

- 1er temps : curiethérapie
- 2e temps : hystérectomie élargie, & lymphadénectomie, après 6 semaines.
- 3e temps : radiothérapie en cas d'envahissement ganglionnaire.

41.5.2. Aux stades Stade IIB et Stade III : Deux méthodes possibles

- Radiothérapie, seule ou associée à la curiethérapie.
- La chirurgie est essentiellement palliative.

41.5.3. Aux stades Stade IV : Traitement palliatif

- Radiothérapie palliative,
- Parfois exentérations pelviennes antérieures, postérieures ou totales.

Le cancer du col de l'utérus est une affection fréquente de l'adulte jeune, de diagnostic souvent tardif, la prise en charge impose une approche pluridisciplinaire et reste fonction du stade évolutif

42.

CAT face au cancer du col au stade avancé

42.1. Généralités

42.1.1. Définitions

Le cancer du col de l'utérus à un stade avancé englobe les stades III et IV selon la classification de la FIGO de 2019 (Lecointre 2021).

Toutefois, il est important de noter que beaucoup d'auteurs s'accordent sur la définition du cancer du col avancé comme étant les stades IIA à IV. La raison étant que le stade IIA est déjà extracervical avec l'atteinte des deux tiers supérieurs du vagin, IIB intègre déjà l'infiltration des tissus des organes de voisinage (utérus, vagin, paramètres) est qualifié de cancer localement avancé (https://ishh.fr/cancer-col-uterus/les-differents-stades/).

42.1.2. Intérêt

Le cancer du col au stade avancé s'oppose au cancer du col au stade précoce dont le Stade I, pour lequel la tumeur reste confinée au niveau du col utérin et est associée à des traitements moins lourds, et de meilleur pronostic en termes de récidive.

Les soins palliatifs dans le traitement du cancer du col de l'utérus mettent un accent sur les soins palliatifs. Les soins palliatifs englobent un ensemble de soins multidisciplinaires englobant les médecins, le personnel infirmier, les agents de soutien, le personnel paramédical, les pharmaciens, les physiothérapeutes et les bénévoles dans le but d'apporter le soutien nécessaire pour l'épanouissement de la patiente et à sa famille.
(https://www.who.int/fr/news-room/fact-sheets/detail/palliative-care).

42.2. Conduite à tenir diagnostique

Le diagnostic du cancer du col au stade avancé est basé comme pour tout diagnostic sur la triple enquête sur le terrain déclaré (T-ACP).

42.2.1. Anamnèse

Accent sur les symptômes

– Écoulement entre les règles de sang rouge vif, peu abondant, répétitif, survenant lors d'une toilette intime ou d'an acte sexuel ;

– Leucorrhées purulentes, fétides, striées de sang ;

– Douleurs pelviennes parfois.

42.2.2. Examen clinique

– État général altéré, asthénique, et pale ;

– Odeurs nauséabondes ;

– Exploration vaginale à un doigt (si favorable) ; préalable à un examen au spéculum afin d'exclure un risque hémorragique majeur observé pour des cas bourgeonnant à l'examen au spéculum ;

– L'examen à la valve de Sims permet d'objectiver

- Une formation polyploïde de taille variable parcourue de vaisseaux et saignant au contact ;
- Ulcération d'aspect cratériforme, avec zone rouge hémorragique, irrégulière, bords surélevés, avec fond nécrotique ;
- Gros col, globalement volumineux, induré, aspect en barillet.

42.2.3. Examens paracliniques

– L'Échographie pelvienne permet d'objectiver des excroissances au niveau cervico-utérin ;

– L'Échographie abdominale permet d'objectiver des effets indirects de la tumeur sur l'arbre rénal avec urétéro-hydronéphrose ;

– Créatinine, urée : tous deux élevés en cas d'insuffisance rénale ;

– UIV : manifestent des signes indirects d'urétéro-hydronéphrose ;

– IRM : mieux que le TDM, l'examen d'imagerie essentiel dans le bilan d'un cancer du col, pour des tumeurs > stade IA de FIGO.

– La tomographie par émission de positons couplée au scanner X (TEP-TDM) qui est l'examen incontournable pour effectuer le bilan d'extension initial du cancer du col de l'utérus, y compris l'atteinte des chaînes ganglionnaires pelviennes et/ou lombo-aortiques et pour mettre en évidence des métastases occultes lorsque le tissu tumoral est au moins de moins de 5 mm (Groheux et al, 2009).

42.3. Fonctions des soins palliatifs

Les soins palliatifs intègrent plusieurs fonctions qui toutes contribuent à améliorer l'épanouissement de la patiente et de son entourage (file:///C:/Users/HP/Downloads/FicheSoinsPalliatifs-2020.pd).

i- Soutenir la vie et considérer la mort comme un processus normal ;

✓ Counseling individuel

✓ Counseling a la communautaire ;

ii- Ne hâter ni ne retarder la mort ;

iii- Atténuer la douleur et les autres symptômes.

- ✓ En cas de remaniement nécrotique : solution de nécrolyse (1 bouteille d'eau propre de 1,5 l), verser 10 ml+1 sachet/comp de permanganate +10 ml d'eau de javel à 12.
- ✓ Toilette vaginale à la poire sur bassin de lit (assistée), matin et soir
- ✓ Antibiotiques actifs sur les anaérobies et germes intracellulaires.
- ✓ Radiothérapie palliative qui peut avoir une valeur hémostatique

iv- Intégrer les aspects psychologiques et spirituels des soins ;

v- Offrir un système de soutien pour permettre aux patients de vivre aussi activement que possible jusqu'à leur mort ;

vi- Offrir un système de soutien pour permettre aux proches de composer avec la maladie du patient et la période de deuil.

La prise en charge du cancer avancé du col passe par des soins palliatifs physiques et psychiques. L'option chirurgicale est rarement utile. Ces soins palliatifs sont l'ensemble de services délivrés aux personnes atteintes d'un cancer du col à un stade qui limite la durée de leur vie afin d'obtenir, pour les patientes et leurs proches, la meilleure qualité de vie possible et de leur offrir le soutien nécessaire.

43.

CAT face au cancer du sein

43.1. Généralités

43.1.1. Définition

Le cancer du sein est une néoformation maligne développée aux dépens des cellules du tissu mammaire qui se multiplient de façon incontrôlée (https://www.who.int/fr/news-room/fact-sheets/detail/breast-cancer).

43.1.2. Fréquence

Le cancer du sein est dans le monde la localisation la plus fréquente chez la femme. Son incidence varie de 27/100 000 en Asie centrale-Est et en Afrique à 85–94/100 000 (Sancho-Garnier H. et Colonna H. 2019).

Pronostic vital : parfois engagé. Toutefois, détecté à temps et dûment pris en charge, le cancer de sein guérit à près de 85 % sous certaines latitudes.

43.2. Facteurs de risque

- Les facteurs de risque lié à l'âge. En effet, près de 80 % des cancers du sein se développent après 50 ans.

L'âge de survenue du cancer du sein au Cameroun est en moyenne de 45 à 46 ans (Kemfang Ngowa *et al.*, 2011) (Tebeu *et al.*, 2009) ; (Sando *et al.*, 2014).

- Les facteurs de risque liés à nos modes de vie
  - Consommation d'alcool
  - Certains traitements hormonaux de la ménopause
  - Tabac,
  - Surpoids
  - Activité physique.
- Les facteurs de risque liés à certains antécédents
  - Antécédents personnels de maladie (par exemple cancer du sein, de l'ovaire et/ou de l'endomètre) ;
  - Antécédents familiaux de cancers (sein, ovaire…) ;
- Les facteurs génétiques
  - Chez une femme porteuse d'une mutation du BRCA1 ou du BRCA2, le risque de cancer du sein varie de 40 % à 80 % au cours de la vie ;
  - Ces mutations génétiques sont associées au cancer du sein à un âge jeune, habituellement avant la ménopause ; l'histoire familiale de

cancer du sein, et l'âge ; un cancer dans les deux seins (cancer du sein bilatéral).

(https://www.e-cancer.fr/Patients-et-proches/Les-cancers/Cancer-du-sein/Facteurs-de-risque)

43.3. Diagnostic positif

43.3.1. Anamnèse

– Masse ;

– Douleur ;

– Ulcération.

43.3.2. Clinique

– Peau d'orange ;

– Tumeur solitaire située dans un quadrant du sein ;

– Mobile ou fixée ;

– Avec ou sans adénopathie.

43.3.3. Examens paracliniques

– Mammographie ;

– Échographie ;

– Cytoponction ;

– Histologie (Oluogun *et al.*, 2019).

43.4. Diagnostic différentiel

43.4.1. En cas de masse

– Tumeurs rétromammaires ;

– Kystes, lésions post-traumatiques ;

– Abcès froid thoracique, tumeur coïtale ou sternale ;

– Adénofibrome du sein ;

– Ectasie galactophorique ou papillon bénin se manifestant par un écoulement sanguinolent au mamelon.

43.4.2. En cas d'ulcération

– Mastite ;

– Tuberculose mammaire, surtout avec la pandémie du VIH en Afrique.

43.5. Classification TNM (Sawaki *et al.*, 2019)

En fonction de l'évolutivité locale TNM (tumeur node, métastase) *

Tumeur : T (taille de la tumeur)

Tx : impossible détermination de la taille de la tumeur primitive dans notre contexte ;

T0 : tumeur cliniquement imperceptible.

Tis : présence de carcinome in situ ou de maladie de Paget sans tumeur décelable :

- T1 : tumeur inférieure à 20 mm (2 cm) ;
- T1a : < de 5 mm ;
- T1b : 5 à 10 mm ;
- T1c : 11 à 20 mm ;
- T2 : 2 à 5 cm ;
- T3 : > 5 cm ;
- T4 : tumeur mammaire, quelle qu'en soit la taille avec :
  • T4a : extension à la paroi thoracique ;
  • T4b : extension à la peau ;
  • T4c : extension à la paroi et à la peau ;
  • T4d : tumeur inflammatoire ;

Atteinte ganglionnaire : N ;

- Nx : impossible appréciation ganglionnaire ;
- N0 : pas d'adénopathie perceptible cliniquement ;
- N1 : présence d'une ou plusieurs adénopathies axillaires homolatérales mobiles ;
- N1a : présumées non atteintes ;
- N1b : présumées atteintes ;
- N2 : adénopathies axillaires homolatérales fixées entre elles ou à d'autres structures ;
- N3 : atteinte mammaire interne homolatérale ;

• Atteinte métastatique : M ;

- Mx : détermination impossible de l'extension métastatique ;
- M0 : absence de métastases ;
- M1 : présence d'une métastase ou d'une adénopathie sous-claviculaire.

43.6. Traitement

43.6.1. Moyens

Il y en a trois groupes.

43.6.1.1. Chirurgie

- Tumorectomie ;
- Mastectomie du PATEY ;

– **Mastectomie selon Madden** (décrite en 1972, conservation des deux muscles pectoraux et curage axillaire des deux premiers étages de Berg) ;

– Curage ganglionnaire axillaire.

43.6.1.2. Radiothérapie

Essentiellement télé cobaltothérapie de 4 champs : sein et 3 aires ganglionnaires (axillaire, sus claviculaire et mammaire un terne) 45 à 50 grays.

43.6.2. Médicaments

43.6.2.1. Chimiothérapie

– modalité ;

– doses ;

– rythme de cure ;

– effets secondaires ;

– chimiothérapie néoadjuvante ;

– Chimiothérapie curative.

43.6.2.2. Hormonothérapie

– Hormonothérapie suppressive par castration ;

– Hormonothérapie primitive par aminoglutéthimide ;

– Hormonothérapie compétitive par progestatifs, anti-estrogènes ou anti-aromatase.

43.7. Pathologies cibles

43.7.1. Cancers invasifs non métastatiques

i. T1a, T1b, NO

Tumorectomie et curage axillaire homolatéral. Irradiation externe post-opératoire.

ii. T1c, T2 < 3 cm, N0, N1 :

– Tumorectomie et curage axillaire homolatéral ;

– Irradiation externe post-opératoire.

iii. T2 > 3 cm, N0

Double possibilité :

– Volume mammaire suffisant : conservateur (tumorectomie-curage) pour des lésions comprises entre 3 et 5 cm.

– Volume mammaire insuffisant : chimiothérapie néoadjuvante puis mastectomie radicale modifiée selon Patey et irradiation externe post-opératoire.

43.7.2. Tumeurs métastatiques : T3, T4 N0, N1.

- Chimiothérapie néoadjuvante (6 cures), intervention de Madden, puis irradiation locorégionale.
- Certains : chimiothérapie première suivie d'une irradiation exclusive

43.7.3. Malades métastatiques

Traitement conservateur ou mastectomie de propreté, castration chirurgicale, ou par radiothérapie.

43.7.4. Cancer du sein inflammatoire

Double possibilité :

– Mastectomie radicale modifiée avec curage axillaire commandée à l'issue de la chimiothérapie néoadjuvante.

– Radiothérapie de la glande mammaire et des aires ganglionnaires indiquée dans tous les cas.

43.7.5 Cancer du sein et grossesse

– 1e trimestre : Interruption thérapeutique de la grossesse ;

– 2e et 3e trimestres : chirurgie et accouchement dès viabilité du fœtus, ensuite radio et/ou chimiothérapie.

43.8. Chimiothérapie (protocoles) CMF, FAC, FEC.

– CMF : Cyclophosphamides, Méthotrexate, 5-Fluoro-Uraciel ;

– FAC : 5 — Fluorouracile, Adriamycine, Cyclophosphamide ;

– FEC : 5-FluoroUracile, Epirubicine, Cyclophosphamide.

43.9. Traitement préventif

1. Primaire : conseils génétiques ;
2. Secondaire

i. Dépistage par autoexamen ;

ii. Examen par le clinicien ;

iii. Examen mammographique dont le bénéfice réel n'est rapporté qu'à partir de 50 ans en termes de réduction du décès dû au cancer du sein :

- 5 à 25 % chez les femmes de moins de 50 ans ;
- 25 à 55 % chez les femmes à partir de 50 ans.

Le cancer du sein et ses complications peuvent être évités, grâce à une bonne hygiène de vie, au dépistage, et à une prise en charge appropriée des lésions précoces.

44.

CAT face au cancer de l'ovaire

44.1. Généralités

44.1.1. Définition

Cancer de l'ovaire : néoformation maligne ravageuse des tissus gonadiques féminins. Compte tenu des aspects histologiques, le cancer de l'ovaire est classé en 4 stades (Zeppernick and Meinhold-Heerlein, 2014) ; (Prat et FIGO, 2014).

44.1.2. Intérêt

Pathologie de gravité variable, avec un impact indéniable sur la vie procréative, et dont la prise en charge se fait en fonction des stades d'évolution.

44.2. Diagnostic

44. 2.1. Circonstance de découverte

i – Fortuitement au cours d'un examen (clinique ou paraclinique/échographie).

ii – Manifestations de la maladie (énoncées par la patiente)

– Complications ;

– Compressions vésicales, dysurie, pollakiurie, rectales, ténesme épreinte) ;

– Métrorragies ;

– Ascite.

44.2.2. Anamnèse

- Âge ;
- Signes fonctionnels :
  - – Douleurs pelviennes/abdomino-pelviennes ;
  - – Pesanteur ;
  - – Gêne pelvienne lombaire ;
  - – Distension abdominale ;
- Antécédents gynécologiques et obstétricaux ;
- Traitement hormonal stimulation ;
- Contraception ;
- Ménopause ;
- Rechercher l'association asthénie et anorexie ;

- Perte de poids.

44.2.3. Signes physiques

– Masse pelvienne mate et dure ou rénitente unilatérale ou bilatérale associée à une ascite ou non-matité des flancs.

Sonorité périombilicale

– Cette masse flotte dans l'ascite : signe du glaçon ou signe du flot (à la percussion) ;

– Spéculum : hémorragie

– Toucher vaginal : masse latéro-utérine fixée dure bosselée refoulant l'utérus bilatéral ou non solidaire ou non de l'utérus séparé/un sillon.

44.2.4. Signes paracliniques

44.2.4.1. Échographie

– Voie abdomino-pelvienne et/ou endovaginale ;

– Permet de visualiser la tumeur ; la recherche de l'ascite et des métastases.

– Signes échographiques de malignité

- Taille : > 6 cm ;
- Paroi : épaisse > 2 mm
- Contours : irréguliers ;
- Contenu : hétérogène plus ou moins avec des végétations endo et exo kystiques ;
- Cloison intrakystique épaisse :

– Rechercher des anomalies de l'ovaire controlatéral ;

– Rechercher les adénopathies, nodules de carcinose péritonéale dont la présence est un argument péjoratif.

– Échographie Doppler : recherche d'une hypervascularisation tumorale.

44.2.4.2. Autres examens morphologiques

– En cas de difficultés diagnostiques :

✓ Échographie ;

✓ Tomodensitométrie ;

✓ Imagerie par résonance magnétique (IRM), qui permet une meilleure étude topographique, surtout le degré d'infiltration des organes voisins ;

– Cœlioscopie : aide à la décision thérapeutique.

– Ponctions abdomino-pelviennes.

– Ponction tumorale pour examen cytologique (contre-indiquée ; après la ménopause pour tout kyste $\geq$ 6 cm) ;

– En cas de carcinose péritonéale : ponction du liquide d'ascite pour cytologie.

– Dosage sanguin des marqueurs tumoraux (CA : 125 +++ sérique ;

Antigène carcino-embryonnaire ou ACE ; CA 19.9 ; CA 15.3 ; Alpha fœto-protéine et B-HCG recommandés pour la recherche des tumeurs ovariennes germinales).

– Autres bilans

– Bilan d'extension : basé sur l'exploration chirurgicale ;

– Bilan préopératoire + consultation anesthésique nécessaire ;

– Bilans supplémentaires selon les signes d'appels cliniques :

- Échographie hépatique ;
- Radio pulmonaire ;
- BHC ;
- Scintigraphie osseuse ;
- TDM cérébrale ;
- Recherche d'une tumeur Krukenberg : tumeur digestive métastase aux ovaires (Tebeu *et al.*, 2004a) ;
- Anatomie pathologique : plusieurs entités histologiques (Kehoe, 2020).

44.3. Classification FIGO

– Faite après première chirurgie ;

– La FIGO classe le cancer de l'ovaire en quatre stades (Montavon *et al.*, 2018) ; (Duska & Kohn, 2017) ; (Sisovska *et al.*, 2017) ; (Zeppernick & Meinhold-Heerlein, 2014) ; (Prat and FIGO, 2014).

Stade I : Tumeur limitée aux ovaires ;

IA : un (1) seul ovaire avec capsule intacte ;

IB : ovaires avec capsules intactes ;

IC : rupture capsulaire cytologie péritonéale + ;

Stade II : Extension tumorale au pelvis, d'où la distinction des stades.

- IIA : extension à l'utérus et aux trompes ;
- IIB : extensions aux autres organes pelvis ;
- IIC : cytologie péritonéale +.

Stade III : métastase péritonéale au-delà du pelvis et/ou adénopathies métastatiques

- IIIA : métastase microscopique ;
- IIIB : métastase macroscopie $\leq$ 2 cm ;
- IIIC : métastase macroscopique > 2 cm ;

Stade IV : Rectum/vagin + métastases à distance.

44.4. Traitement

Il existe deux moyens/options thérapeutiques

18.4.1. Chirurgie

Dépend de la forme de la tumeur/stade

– Précoce : pour le staging et parfois la conservation de la fertilité ;

– Avancée : réduction tumorale maximale, mais raisonnée.

– Ultra Radicale : réévaluation, second look et/ou réduction tumorale secondaire. Elle suggère :

– Voie d'abord médiane ;

– Annexectomie bilatérale avec exérèse complète des pédicules lombo-ovariens :

- Hystérectomie totale avec fermeture vaginale ;
- Omentectomie complète intragastrique : appendicectomie ;
- Le volume tumoral laissé en place lors de la 1re chirurgie a une valeur pronostique (plus le résidu est minime, plus la survie est prolongée).
- Lymphadénectomie pelvienne et para-aortique parfois justifiée vu son rôle thérapeutique et du risque de métastases ganglionnaires à distance.
- Du compte rendu opératoire (CRO) doit insister sur :
  - Description détaillée des lésions avant exérèse ;
  - Description précise des gestes effectifs ;
  - Description de la taille et de la localisation des résidus tumoraux en place.

44.4.2. Polychimiothérapie

Effectuée avec les sels de platine en intraveineux (carboplatine et cisplatine). L'efficacité de la carboplatine est équivalente à celle de la cisplatine, mais sa toxicité hématologique est plus grande.

Posologie

– Cisplatine à dose la posologie unitaire chez l'adulte et chez l'enfant est de 50 à 120 mg/m^2 de surface corporelle en administration intraveineuse stricte toutes les 3 à 6 semaines

– Carboplatine 400 mg/m^2, injection par perfusion intraveineuse de brève durée (15 à 60 min).

Nombre de cures : $\geq$ six.

– Possibles associations :

i. Sel de platine + paclitaxel ;

ii. Sel de platine + cyclophosphamide et/ou doxorubime ;

iii. Cisplatine intrapéritonéal + cyclophosphamide.

Le cancer de l'ovaire est une pathologie de variable gravité, impactant sur la vie procréative, et dont la prise en charge, pluridisciplinaire, tient compte des stades d'évolution.

45.

CAT face au cancer de l'endomètre

45.1. Généralités

45.1.1. Définition

Cancer de l'endomètre : néoformation maligne développée à partir de l'épithélium du corps utérin (https://www.e-cancer.fr/Patients-et-proches/Les-cancers/Cancer-de-l-endometre/Facteurs-de-risque)

45.1.2. Intérêt

Facilité de staging chirurgical (Tebeu *et al.*, 2004b) ; (Tebeu *et al.*, 2003).

45.2. Facteurs de risque du cancer de l'endomètre

Les facteurs de risque de cancer de l'endomètre sont les suivants

- Œstrogènes sans opposition (taux sériques élevés d'œstrogènes et pas ou peu de progestérone)
- Âge > 45 ans
- Une obésité
- Une utilisation de tamoxifène pendant > 2 ans
- Syndrome de Lynch
- Des antécédents de radiothérapie pelvienne

(https://www.e-cancer.fr/Patients-et-proches/Les-cancers/Cancer-de-l-endometre/Facteurs-de-risque)

45.3. Diagnostic positif

45.3.1. Signes fonctionnels

– Métrorragies ;

– Leucorrhées fétides striées de sang ;

– Pelvialgies ;

– Dysuries.

45.3.2. Signes physiques

– Col souvent normal ;

– Clinique pauvre.

45.3.3. Signes paracliniques

– Biopsie de l'endomètre ;

– Tomodensitométrie ;

– IRM ;

– Radiographie des poumons ;

– CA 125.

45.4. Diagnostic différentiel

45.4.1. Hyperplasie endomètre

L'hyperplasie endométriale est une tumeur bénigne caractérisée par la prolifération de l'endomètre. L'hyperplasie de l'endomètre se classe en fonction de sa cytologie et du tissu glandulaire. On distingue l'hyperplasie simple, complexe et atypique, avec un risque croissant de cancérisation.

45.4.2. Myome utérin symptomatique

45.5. Classification du cancer de l'endomètre

45.5.1. Historique de la classification du cancer de l'endomètre

Version révisée de celle de 1988, avec de grands changements aux stades I, II & III (Pecorelli, 2009). Une nouvelle classification de FIGO a été adoptée en 2023. (https://obgyn.onlinelibrary.wiley.com/doi/10.1002/ijgo.14923)

Cette présentation évolutive est représentée dans le tableau ci-après :

Tableau 39. Classification FIGO du cancer de l'endomètre (2009)

Classification FIGO du cancer de l'endomètre

Stage		FIGO 1988	FIGO 2009	Observation
I	Ia	Invasion Epithélial seule	Ia : Invasion Myométrial < 50%	Ia et Ib regroupées sous la
	Ib	Invasion Myométrial<50%	Ib:Invasion Myométriale ≥ 50%	
	Ic	Invasion Myométriale <50%		Ic devient Ib
II	IIa	Col (glandes)	II : Col (Stroma)	IIa mis dans *Ia* IIb devient *II* Pus de sub division
	IIb	Col(Stroma)		
III	IIIa	Séreuse, annexe, Cytologie peritoneale	IIIa : Sereuse, annexe,	Cytologie non considérée
	IIIb	Vagin	IIIb : Vagin	-
	IIIc	Ganglion	IIIc : Ganglion	-
				-
IV	IVa	Vessie/rectum	Iva : Vessie/rectum	-
	IVb	Extra génitale	Ivb : Extra génitale	-

Source : http://www.e-cancer.fr/

45.4.2. Staging FIGO 2021 du cancer de l'endomètre

Une nouvelle stadification du cancer de l'endomètre a été adoptée en 2023 (https://www.figo.org/fr/news/stadification-figo-du-cancer-de-lendometre-2023).

Stade I : Tumeur limitée au corps utérin et aux ovaires. Ce stade comporte trois entités, dont IA, IB, IC.

Stade II : Tumeur avec invasion du stroma cervical sans extension extra-utérine ; ou tumeur avec invasion de l'espace lymphovasculaire substantielle ; ou types histologiques agressifs couplés à l'invasion myométriale. Ce stade comporte trois entités, dont IIA, IIB, IIC.

Stade III : Extension locale et/ou régionale de la tumeur quel que soit le type histologique, ce stade comporte trois entités dont IIIA, IIIB, IIIC.

Stade IV : Extension à la muqueuse vésicale, et/ou intestinale et/ou métastases à distance. Ce stade comporte trois entités, dont IVA, IVB, IVC.

45.6. Traitement

Les moyens thérapeutiques du cancer de l'endomètre sont : la Chirurgie, la Radiothérapie, la Chimiothérapie, l'hormonothérapie et l'immunothérapie.

Le déterminant des indications thérapeutiques est essentiellement le stade évolutif de la maladie en prenant en compte le degré de différenciation cellulaire et la disponibilité des options.

Globalement, en fonction du stade évolutif, nous avons :

- Stade I : chirurgie ± radiothérapie
- Stade II : chirurgie + Radiothérapie
- Stade III : chirurgie + Radiothérapie
- Stade IV : chimiothérapie/radiothérapie

L'hormonothérapie est retenue dans les cas de stade avancé du cancer de l'endomètre ou métastatique. L'immunothérapie peut être appliquée à tout stade.

Le cancer de l'endomètre est une affection maligne hormonosensible de la femme âgée. Les options thérapeutiques sont multiples, mais le choix de l'option est intimement lié au stade évolutif et à la disponibilité des options.

46.

CAT face au cancer de la vulve

46.1. Généralités

46.1.1. Définition

Le cancer de la vulve est une néoformation maligne développée aux dépens du tissu des organes génitaux externes atteignant de manière isolée ou combinée la cloison recto-vaginale, les petites ou grandes lèvres ou le clitoris (https://ishh.fr/cancer-de-la-vulve/cancer-vulvaire).

46.1.2. Intérêt/fréquence

Pathologie orpheline : affection relativement rare (2 - 4 cas pour 100 000 femmes) (https://guidelines.esgo.org/media/2019/09/Vulvar-cancer-French.pdf).

Le cancer de la vulve est essentiellement associé au HPV oncogène surtout HPV 16 et HPV 18 comme pour le cancer du col.

La fréquence elle-même est évolutive, en effet, il était retrouvé essentiellement chez des femmes de plus de 60 ans, mais il est de plus en plus, chez les jeunes femmes, avec la pandémie du SIDA (file:///C:/Users/HP/Downloads/chapitre_472937%20(1).pdf).

46.2. Classification du cancer de la vulve

46.2.1. Historique de la classification de FIGO

– Le ***staging*** FIGO, clinique, de 1986, a été modifié, d'abord en 2009, ensuite en 2019 (Pecorelli, 2009) ; (Hacker, 2009). Récemment, encore, en 2021 une nouvelle classification a été adoptée (https://obgyn.onlinelibrary.wiley.com/doi/10.1002/ijgo.13880).

46.2.2. Staging FIGO du cancer de la vulve

Comme tous les autres cancers gynécologiques, le staging FIGO de la vulve distingue trois stages

Stade I : tumeur confinée à la vulve. Ce stade est subdivisé en deux entités, IA et IB.

Stade II : tumeur atteignant le tiers inférieur de l'urètre, de l'anus ou du vagin sans atteinte ganglionnaire.

Stade III : tumeur atteignant au-dessus du tiers inférieur de l'urètre, de l'anus ou du vagin, ou atteinte ganglionnaire avec mobilité et sans rupture capsulaire. Ce stade est subdivisé en trois entités, IIIA, IIIB et IIIC.

Stade IV : Tumeur avec fixation osseuse, ulcération ganglionnaire ou métastase à distance. Ce stade est subdivisé en deux entités, IVA et IVB.

46.3. Diagnostic

46.3.1. Diagnostic positif

✓ Circonstances de découverte

- Plaintes pour inconfort,
- Fortuitement
- Consultation pour inconfort vulvaire.

✓ Terrain

- Femmes ménopausées (avant) ;
- Femmes de plus en plus jeunes avec l'avènement du VIH ;

✓ Signes fonctionnels

- Masse ;
- Irritation vulvaire prolongée depuis des mois ;
- Indolore.

✓ Signes physiques

- Petit nodule vulvaire ;
- Excroissance en crête de coq ;
- Ulcération vulvaire ;
- Adénopathies inguinales (éventuellement).

✓ Signes paracliniques

- Grattage pour HPV ;
- Biopsie.

46.3.2. Diagnostic histologique

La principale entité histologique est le cancer épidermoïde.

Tableau 40. Résultats histopathologiques du cancer de la vulve

Cancer de la vulve	%
Carcinome épidermoïde	86,2
Mélanome	4,8
Sarcome	2,2
Cellules basales	1,4
Squameux des glandes de Bartholin	0,4
Adénocarcinome des glandes Bartholin	0,6
Autre adénocarcinome	0,6
Cellules indifférenciées	3,9

Source : P. M. Tebeu

– Évolution : lente extension vers la métastase.

46.3.3. Diagnostic différentiel

– Prurit : mycose ;

– Ulcération : abcès à germe banal ;

– Nodule : condylome.

46.4. Traitement

46.4.1. Déterminants des indications thérapeutiques

– Stade du cancer ;
– Taille de la tumeur ;
– Localisation de la tumeur ;
– Type de tumeur ;
– Préférences de la patiente.

46.4.2. Options thérapeutiques selon le stade évolutif

Tableau 41. Indications thérapeutiques du cancer de la vulve

	Stades	Traitement
2	Stade IA	– Excision large
3	Stade IB	– Vulvectomie partielle/totale simple/radicale – Curage uni/bilatéral +/— Radiothérapie
4	Stade II	Vulvectomie partielle ou radicale avec Curage (uni/bilatéral) +/— Radiothérapie +/— Chimiothérapie
5	Stade IIIA	Identique
6	Stade IV	Vulvectomie totale/radicale Exentération pelvienne Curage uni ou bilatéral +/— Radiothérapie +/— Chimiothérapie – Exentération
7	Récidive	– Comme au stade IV

Source : https://www.google.com/url?sa=i&url=https%3A%2F%2F www.scienced irect.com%2Fscience%2Farticle%

Le cancer de la vulve est une affection grave dont le diagnostic doit tenir compte de l'âge, des comorbidités et des thérapies éventuelles. Le traitement est fonction du stade évolutif.

SECTION XVI

AUTRES PRÉOCCUPATIONS GYNÉCOLOGIQUES

47.

Conduite à tenir face au viol

47.1. Généralités

47.1.1. Définitions

Selon l'OMS, 35 % des femmes indiquent avoir été exposées à des violences physiques ou sexuelles de la part de leur partenaire intime ou de quelqu'un d'autre au cours de leur vie (https://www.who.int/fr/news-room/fact-sheets/detail/violence-against-women).

Le viol désigne tout acte de pénétration sexuelle même légère, de quelque nature qu'il soit (vulve, anus) ou tout acte bucco-génital, non consenti, commis avec violence, contrainte, menace ou surprise, notamment par la force physique, avec pénis, autres parties du corps ou un objet (WHO, 2002) (https://violences-sexuelles.info/definition-legale-du-viol/).

47.1.2. Intérêt

Sur le plan médicolégal, un sujet d'âge inférieur à celui du consentement ne peut consentir à une activité sexuelle avec un adulte. En ce qui concerne les acteurs, le viol peut être individuel ou collectif.

47.2. Classification anatomique du viol

47.2.1. Tentative de viol

La tentative de viol est un commencement d'exécution d'un viol. Elle a la particularité par rapport au viol accompli d'avoir été interrompue, soit parce que la victime parvient à s'enfuir, soit parce que l'agresseur est contraint de laisser partir sa victime pour être pris de fait. Mais si l'agresseur lui-même est pris de remords et décide de laisser partir la victime, il n'y a pas tentative de viol, mais agression sexuelle (https://www.wikiwand.com/fr/Violence_sexuelle).

47.2.2. Attouchement

L'attouchement désigne un contact effectué avec la main sur les parties génitales, se manifestant par le geste du toucher et sans accord de la personne touchée (https://www.violences-sexuelles-info.fr/difference-attouchement-agressionsexuelle/).

47.2.3. Intérêt

Dans le monde, 27 % des femmes âgées de 15 à 49 ans qui ont eu des relations de couple indiquent avoir subi, au cours de leur vie, une forme ou une autre de violence physique ou sexuelle de la part de leur partenaire (https://www.who.int/fr/news-room/fact-sheets/detail/violence-against-women).

Le viol peut se compliquer par la déchirure des voies génitales, la grossesse non désirée, les infections sexuellement transmissibles, sans oublier les perturbations psychologiques.

47.2.4. Rappels

Cliniquement parlant, certains organes sont plus exposés aux éventuelles lésions en cas de viol. C'est le cas de l'hymen qui peut d'ailleurs avoir plusieurs aspects anatomiques. L'hymen est une membrane qui sépare le vagin de la vulve et constitue donc le pont entre les organes génitaux internes et externes.

- ✓ Hymen annulaire ou circulaire, en forme de diaphragme percé d'un trou central ; c'est l'hymen considéré comme standard, forme la plus courante ;
- ✓ Hymen semi-lunaire ou falciforme, évoquant un croissant ;
- ✓ Hymen labié, forme de deux lèvres.
- ✓ Hymen imperforé
- ✓ Hymen microperforé
- ✓ Hymen criblé
- ✓ Hymen septal

47.3. Diagnostic

47.3.1. Anamnèse

– Circonstance de viol ;

– Utilisation du préservatif ;

– Identité du violeur ;

– Signes fonctionnels : douleur, saignement.

47.3.2. Examen clinique

– Lésion : en fonction de la situation ;

– Défloration : rupture de l'hymen (à l'importance particulièrement psychologique…) ;

– Lacération périnéo-vulvaire ;

– Traumatisme à distance : traces de strangulation, de lutte, résistance ;

– Spéculum de vierge : viol récent (signes de surtension vaginale) :

- Œdème cavitaire ;
- Éclatement du dôme ;
- Préciser ce qui reste de l'anneau hyménal.

– Toucher vaginal : à éviter.

– TR : avec bascule antérieure, permet de mieux apprécier le traumatisme périnéal.

47.3.3. Examens paracliniques

– Spermatozoïdes dans le prélèvement ;

– Bilan infectieux :

- Élévation des polynucléaires en 48 à 72 h, signe d'infection ;
- Chlamydia trachomatis, Neisseria gonorrhoea, VIH, et AgBS.

– Test de grossesse.

47.4. Prise en charge après le viol

Au regard de la fréquence des violences sexuelles et viols en contextes de crises, L'OMS a développé un manuel de référence pour guider la prise en charge clinique des survivantes de viol et de violence exercée par un partenaire intime Élaboration de protocoles à adopter dans les situations de crise humanitaire. Ce guide met un accent sur la prise en charge multidisciplinaire (https://iris.who.int/bitstream/handle/10665/354572/9789240041288-fre.pdf?sequence=1).

47.4.1. Prise en charge psychologique/counseling

– Éviter d'accabler la victime ;

– Consoler ;

– Rassurer (assistance psychosociale).

47.4.2. Traitement

- Contraception d'urgence (pilule de lendemain) : dans les 12 h (72 au plus tard) ;
- Antirétroviraux prophylactiques (Tenofovir, Lamivudine, Efavirenz) dans les 12 heures, 48 heures au plus tard ;
- Antibioprophylaxie (ciblant les IST) : Amoxicilline + acide clavulanique + Ofloxacine) ;

47.4.3. Perspective administrative

Établissement du certificat médical : description des lésions locales et distantes (sans interprétation) ;

Le viol est une situation critique, qui nécessite une prise en charge pluridimensionnelle.

48.

Conduite à tenir en cas de dystrophie ovarienne

48.1. Généralités

48.1.1. Définition

La dystrophie ovarienne ou syndrome d'ovaires polykystiques est un dérèglement hormonal caractérisé par des ovaires présentant de petits kystes en périphérie et douleurs pelviennes chroniques cycliques. Il a été décrit pour la première fois par Stein et Leventhal en 1935 (Rasquin Leon and Mayrin, 2020) ; (Moran *et al.*, 2010) ; (Ganie *et al.*, 2020).

48.1.2. Intérêt

Environ 5 à 35 % de femmes ont déjà souffert d'un syndrome d'ovaire polykystique (Sirmans et Pate, 2013). Les disparités épidémiologiques sont dues à des variétés de critères diagnostiques appliqués (https://www.ncbi.nlm.nih.gov/pmc/articles/PMC11001390/).

– Synonyme : syndrome de Stein-Leventhal ; polykystose ovarienne ; dystrophie ovarienne polykystique.

48.2. Épidémiologie

i. Causes : inconnues chez l'adulte (diabète de type 1) ;

ii. Facteurs métaboliques en cas de diabète de type 2 et le :

– Diabète gestationnel ;

– Résistance à l'insuline affecte ;

– Syndrome de Cushing ;

– Hyperprolactinémie ;

– Hyperplasie surrénalienne congénitale ;

– Tumeur androgénique ;

– Adolescence.

iii. Facteurs non métaboliques

– Troubles de vascularisation ovarienne ;

– MIP ancienne ;

– Varices pelviennes ;

– Rétroversion utérine ;

– Terrain : névrotique (anorexie nerveuse).

iv. Rappels

- ✓ Morphologiques : hypothalamus, hypophyse, ovaires, endomètre ;
- ✓ Physiologiques : GnRH, LH, FSH, Œstradiol, Delta-4-androstènedione, testostérone, hirsutisme, spanioménorrhée.

48.3. Physiopathologie

– Une série de troubles :

– Hypothalamique ;

– Hypophysaire ;

– Ovariens : follicules kystiques++, puis E2+++ et blocage ovulation ;

– Menstruels : (courbe thermique plate, fausse règle entre 3 et 6 mois).

48.4. Diagnostic

48.4.1. Signes fonctionnels

i. Perturbation de cycles menstruels :

– Allongement sporadique, 35 à 45 jours (spanioménorrhée) ;

– Parfois aménorrhée ;

– Règles peu abondantes, etc.

ii. Dysménorrhées :

– Types coliques, uni/bilatérales,

– Début quelques jours après les règles,

– Parfois climax à mi-cycle ou en fin de cycle ;

iii. Lésions cutanées

– Acné persistante ; et

– Pilosité importante (hirsutisme) ;

iv. Infertilité primaire ;

Tous ces symptômes ne sont pas toujours présents et le diagnostic n'est pas toujours évident.

48.4.2. Signes physiques

– Obésité ;

– Virilisme (acné, hirsutisme, augmentation du volume du clitoris) ;

– Signes généraux ;

– Toucher vaginal : ovaires gros uni- ou bilatéraux, sensibles ;

– Examen des autres appareils.

48.4.3. Signes paracliniques

– Échographie :

- Nombreux follicules kystiques (E2 +++) : corps parfois jaune (éventualité de grossesse) ;
- Peu de follicules normaux (oligo-ovulation et troubles de cycle) ;
- Ovulation : tardive (19 à 20 jours) et phase lutéale courte.

– Biologie : LH +++, hyperandrogénie d'origine ovarienne +++, hypoœstrogène ;

– Bilan de l'anovulation : temp., frottis vaginal, biopsie endomètre, prégnandiol urinaire.

– Histologie :

- Ovaire : augmentation uni/bilatérale du volume ;
- Coque scléreuse lisse, sans cicatrice de corps jaune (anovulatoire) ;
- Coque bosselée avec cicatrice de corps jaune (ovulatoire) ;
- Nombreux petits kystes follicules (E2 +++) : corps parfois jaune (éventualité de grossesse) ;
- Taille des kystes < 5 cm (évolution en accordéon).

48.4.4. Consensus de Rotterdam 2003 pour le diagnostic du SOPK

i. Oligo-ovulation (spanioménorrhée) ;

ii. Hyperandrogénie clinique ou biologique ;

iii. Ovaires micropolykystiques (5 à 8 mm ; 10 à 15 follicules).

Le diagnostic positif du syndrome des OPK est basé sur la présence de deux des trois critères.

48.5. Traitement du syndrome des ovaires polykystiques

48.5.1. Traitement de 1re ligne

i. Citrate de clomifène (Clomid®) 50 à 150 mg/j, associé à d'autres produits. Bien que le Clomid soit habituellement administré du 5e au 9e jour, dans le cadre du SOPK, il est recommandé de l'administrer du 3e au 7e jour du cycle.

ii. Metformine (Glucophage®) 500 à 850 mg x 3/j de manière continuelle.

iii. Ethinyl Oestradiol 100 mg, demi-comprimé par jour du 10 au 12e jour du cycle, afin d'améliorer la qualité de la glaire cervicale souvent épaissie par le Clomid.

– Résultats : 80 % de taux d'ovulation.

48.5.2. Traitement de 2e ligne

– Drilling ovarien : microperforations ovariennes ;

– Résultats : 50 à 60 % de grossesses à 1 an.

48.6. Traitement en absence du projet de grossesse

En absence de désir de grossesse, le traitement est fonction de la sévérité de l'hirsutisme.

i. En cas d'hirsutisme modéré : Œstroprogestatif comme

– Ovanon (Ethinyl-oestradiol 0,05 mg + Lynestrénol 2,5 mg) boite de 28 comprimes une boîte par cycle.

– Diane 35 (Ethinyl-œstradiol 0,05 mg + acétate de cyprotérone) boite de 21 comprimés à la posologie de 1 comprimé par jour et une boite par cycle.

ii. En cas d'hirsutisme sévère

– Androcur (Acétate de Cyprotérone) 50 mg, 1 comp par jour x 20 j) en association avec œstrogène (EE).

—Ethinyl Oestradiol 100 mg, (demi-comprimé par jour 10 à 15 jours par mois).

Le syndrome d'ovaire polykystique est une affection fréquente de la femme en âge de procréer, souvent cause d'infertilité. Il s'agit d'une affection médico-chirurgicale, dont la prise en charge doit se faire au cas par cas.

49.

Conduite à tenir face au fibrome utérin

49.1. Généralités

49.1.1. Définition

Le fibrome utérin est un processus tumoral bénin du muscle utérin caractérisé par une excroissance et la modification du cyclique menstruel en termes d'augmentation de la durée et de la quantité de saignement.

Il est encore appelé fibromyome utérin, au regard de la présence des fibres de collagènes et des muscles lisses dans la tumeur (https://www.vulgaris-medical.com/encyclopedie-medicale/fibrome-de-l-uterus/).

49.1.2. Intérêt

Le fibrome utérin est une affection fréquente avec des proportions de 20 % de femmes de 30 ans ; 50 % de femmes de 50 ans. Au Gabon, parmi les patientes hospitalisées au service de gynécologie, 21,2 % le sont pour fibrome utérin (Assoumou Obiang et al. 2024).

49.1.3. Étiologie

– Inconnues ;

– Génétiques ;

49.1.4. Facteurs de risque

– Race noire ;

– Obésité ;

– Nulliparité ;

– Spanioménorrhée ;

– Hyper ostéogénie.

49.2. Topographie des myomes

49.2.1. Topographie sur la portion utérine

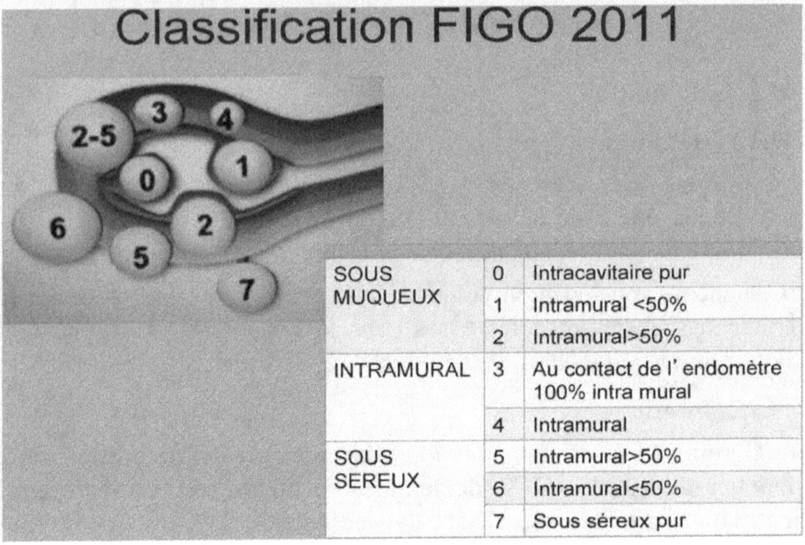

SOUS MUQUEUX	0	Intracavitaire pur
	1	Intramural <50%
	2	Intramural>50%
INTRAMURAL	3	Au contact de l' endomètre 100% intra mural
	4	Intramural
SOUS SEREUX	5	Intramural>50%
	6	Intramural<50%
	7	Sous séreux pur

Figure 20. Classification FIGO des myomes utérins (2011)

Source : https://images.app.goo.gl/HoinZziTL5fpguf2A

– Corporéal (95 %) ;

– Isthmique (3 %) ;

– Interstitiel (1 %) ;

– Ligamentaire.

49.2.2. Fonction de la coupe utérine

– Sous-muqueux, dans la cavité utérine dont il est séparé par l'endomètre. L'accouchement peut se faire à travers le col utérin :

– Interstitiel ou intramural ;

– Sous séreux : les fibromes sous-séreux se développent à l'extérieur de l'utérus.

La base d'implantation peut être :

Large : sous-séreux, sessile ou effilée ;

Longue : sous-séreux pédiculé.

49.3. Diagnostic

49.3.1. Diagnostic positif

i. Saignements anormaux

- Hémorragie : signe fonctionnel révélateur : règles abondantes (hyperménorrhée) et surtout prolongées (10 à 25 jours) 80 % ;
- Métrorragies 10 % des cas (saignement en dehors des règles) ;
- Ménométrorragies donnant souvent un aspect continu de règles aux hémorragies ;

ii. Douleurs variables de type de pesanteur pelvienne ou rectale, ou aiguë à type de torsion ou de colique expulsive ;

iii. Troubles urinaires associent en général ;

- Pollakiurie ;
- Troubles de l'évacuation avec au maximum une rétention aiguë d'urine :

iv. Leucorrhées banales surtout abondantes avant les règles :

v. Rarement d'hydrorrhée : écoulement de liquide d'origine endo-utérine évocatrice d'une lésion intracavitaire ;

vi. Enfin, l'infertilité peut être le motif de consultation ;

Le plus souvent, le fibrome, imperceptible, ne sera découvert qu'au cours d'un examen gynécologique pratiqué, pour un autre motif

- Signes physiques : augmentation du volume utérin
- Paracliniques : échographie pelvienne qui permet d'objectiver le processus tumoral.

49.3.2. Diagnostics différentiels

49.3.2.1. Devant l'augmentation du volume utérin

- Grossesse : souplesse utérus, signes de grossesse ;
- Hypertrophie idiopathique : échographie ;
- Adénomyose : échographie.

49.3.2.2. Devant le saignement

- Maladie trophoblastique (absence de signes sympathiques de grossesse) ;
- Polype cervical ;
- Hyperplasie de l'endomètre ;
- Cancer de l'endomètre ;
- Cancer du col utérin ;
- Bilharziose ;
- Tuberculose.

49.3.2.3. Devant la masse

- Tumeur ovarienne (absence de sillon de séparation) ;
- Tumeur digestive (absence de sillon de séparation).

49.4. CAT face au fibrome utérin

49.4.1. Déterminants de l'indication

- Symptômes ;
- Âge ;
- Ambition/projet de grossesse future ;
- Pathologies associées.

49.4.2. Conduite pratique

– Anémie bien tolérée : fer ;

– Anémie décompensée : TFS ;

– Fibrome de moins de 10 cm asymptomatiques : ne rien entreprendre, continuer la surveillance.

– Ménorragies :

– Antifibrinolytique : acide tranexamique (Exacyl 500 mg injectable — IVDL 2 à 4 g/j en 3 à 4 fois par jour) ;

– AINS : acide méfénamique 250 mg (Ponstyl^R) 1 gel, 2 à 3 x/j dès le – 1er jour des règles (pendant 5 jours) ;

– Progestatifs : Médroxyprogestérone acétate, Primolut-Nor*, Lynestrénol ou Orgamétril^R ;

– Désir de contraception : progestatif 5 à 25 jours du cycle ;

– Pas de désir contraceptif : progestérone 15 à 25 jours du cycle ;

– Saignement mi-cycle : 10 à 25/j/cycle ;

– Pas de désir de contraception, 15 à 25/j/cycle ;

– Myome volumineux à opérer : Gosseline (GnRH analogue) Décapeptyl 3 mg inj. 1inj/mois pendant 3 mois.

– Arrêt du traitement ;

– Préménopause : 4 à 6 mois après cessation des règles ;

– 2 à 3 ans, si bonne tolérance ;

– Ménorragie rebelle : chirurgie ;

– Fibromes associés au prolapsus, dysplasie du col : Hystérectomie.

Au service de gynécologie obstétrique de Conakry en Guinée, 58,2 % des interventions chirurgicales sont indiquées pour fibrome utérin (Diallo et al.2022).

49.4.3. Résultats

– Myomectomie suivie de récidive : 50 % à 5 ans ;
– Traitement médical : récidive.

Le fibrome utérin est une tumeur bénigne, parfois asymptomatique, et régressif de manière naturelle avec la ménopause. La prise en charge doit être recentrée au cas par cas. Tous les fibromes n'exigent pas de mesures thérapeutiques ; la prise en charge doit rester la moins mutilante possible, quand la solution chirurgicale s'impose.

50.

CAT face à la nécrobiose aseptique

50.1. Généralités

50.1.1. Définition

Nécrobiose : encore appelée infarctus du fibrome, c'est l'arrêt brutal de la circulation sanguine dans le fibrome, accompagné d'une douleur pelvienne intense.

50.1.2. Intérêt

Risque d'infection ou de surinfection.

50.2. Physiopathologie

– La nécrobiose se caractérise par le dépérissement d'un organe provoqué par la chute de l'irrigation sanguine, sans pour autant/forcément être le siège d'une infection (Quevauvillers et al. 2009).

– La nécrobiose ou infarctus du fibrome est l'arrêt brutal de la circulation sanguine dans le fibrome, accompagné d'une douleur pelvienne intense.

– Les fibromes affectés peuvent être utérins (particulièrement les fibromes pédiculés). La torsion du pédicule, responsable du blocage de la circulation sanguine, est en effet la cause la plus fréquente de nécrobiose.

– La nécrobiose entraîne une diminution progressive de la taille des fibromes.

– La nécrobiose résulte de l'évolution normale d'un fibrome, due à des modifications vasculaires se traduisant par la liquéfaction, partielle ou totale d'un fibrome responsable de douleurs.

50.3. Diagnostic

– Anamnèse : ATCD de fibromes, douleurs abdomino-pelviennes ;

– Examen physique : utérus augmentant de taille, irrégulier.

50.4. CAT

50.4.1. Pharmacologique

50.4.1.1. Antalgiques/anti-inflammatoires

Ils peuvent soulager des douleurs causées par la nécrobiose.

De manière générale, l'évolution se caractérise par la diminution du volume du fibrome.

50.4.1.2. Antibiotiques

L'autre évolution exceptionnelle est la transformation de la nécrobiose aseptique en septique, donc, purulente. D'où la nécessité de recourir au traitement antibiotique par voie intraveineuse.

50.4.2. Chirurgie

Exceptionnellement, il peut y avoir urgence opératoire en raison de :

– Torsion d'un fibrome sous-séreux pédiculé (fibrome avec un petit pied appelé pédicule) qui nécrose et occasionne une douleur brutale nécessitant une intervention.

– Syndrome occlusif ou arrêt du transit intestinal réactionnel (les intestins étant au contact du fibrome en nécrobiose).

– Une nécrobiose septique qui ne réagit pas favorablement suggère une intervention urgente, qui n'exclut pas, en dernier ressort (pour les cas extrêmes), une hystérectomie.

Il importe de souligner qu'au cours de la grossesse, 5 % de fibromes évoluent vers une nécrobiose aseptique, dont le traitement de référence reste des anti-inflammatoires non stéroïdiens. Tenir compte des précautions d'emploi imposées par les circonstances.

La nécrobiose aseptique est une affection relativement simple, mais pouvant se compliquer et imposer même une chirurgie.

51.

Maladie inflammatoire pelvienne

51.1. Généralités

51.1.1 Définition

Maladie inflammatoire pelvienne, c'est une infection de l'appareil reproducteur de la femme atteignant le plus souvent de manière isolée ou en association les trompes, les ovaires ou l'endométrite, avec risque d'atteinte du péritoine pelvien (Lansac *et al.*, 2007c) (https://www.vulgaris-medical.com/encyclopedie-medicale/maladie-inflammatoire-pelvienne/)

51.1.2. Intérêt

Fréquence : 10 à 15 % des femmes en âge de procréer ont déjà présenté un épisode d'AIP ; la maladie inflammatoire pelvienne (MIP) touche 4 à 12 % des femmes en âge de procréer et il s'agit le plus souvent de l'atteinte tubaire ; il s'agit d'une affection récurrente et le pronostic est associé à un risque d'infertilité.

(https://www.cochranelibrary.com/cdsr/doi/10.1002/14651858.CD010285.pub3/full/fr).

51.2. EÉiopathogénie

51.2.1. Étiologies

Plusieurs germes sont rapportés, et dans la majorité des cas, il s'agit d'une infection polymicrobienne (50 %).

– Chlamydia trachomatis ;

- Neisseria gonorrhoea, streptocoques ;

– Staphylocoques ;

– Entérobactéries ;

– Entérocoques ;

– Anaérobies ;

– Mycoplasmes (M. hominis et M. urealiticum).

Dans un tiers de cas, il s'agit des chlamydias, du Neisseria Gonorrhoe ou du Mycoplasma.

51.2.2. Facteurs de risque :

– âge (moins de 25 ans),

– parité (pas plus de 4 accouchements) ;

– multiplicité de partenaires sexuels ;

– antécédents d'IST, de MIP ;

– menstruation ;

– contraception endo-utérine, manipulations utérines transvaginales.

– Maladie inflammatoire pelvienne antérieure ;

– Utilisation (actuellement) de pilules à base de lévonorgestrel uniquement pour la contraception d'urgence ;

– Utilisation (antérieurement) d'acétate de médroxyprogestérone ;

– Tabagisme au moment de la conception.

51.3. Diagnostic positif

51.3.1. Terrain

– Femmes jeunes (moins de 25 ans) ;

– Nullipares.

51.3.2. Signes fonctionnels

Douleurs hypogastriques (depuis 2 à 3 jours), généralement en période postmenstruelle ;

– Fièvre ;

– Leucorrhée sale.

51.3.3. Signes généraux

Les signes et symptômes les plus fréquents étaient :

– Pertes vaginales anormales (100 %),

– Sensibilité annexielle (97,1 %),

– Sensibilité au mouvement cervical (94,3 %)

– Fièvre ≥ 38,3°C (39°C - 40°C) (82,9 %) (Nkwabong & Dingom, 2015).

51.3.4. Signes physiques non gynécologiques

Aucune valeur ajoutée.

51.3.5. Signes physiques gynécologiques

– Défense hypogastrique : écoulement vulvaire purulent ou sanglant ;

– Massage sous-urétral : des gouttes de pus par l'orifice urétral ou des glandes de Skène ;

– Spéculum : vagin rouge, surtout au niveau du col, glaire, sale, louche ou franchement purulente à travers le col (occasion de prélever) ;

– Toucher vaginal : combiné au palper abdominal révèle la douleur à la mobilisation du col (signe de chandelier), culs-de-sac latéraux avec empâtement annexiel et parfois bombant uni ou bilatéral, métrorragies faisant suspecter un avortement.

N.B. : il existe des formes subaiguës, souvent dues aux germes chlamydia trachomatis, avec fièvre minime, ou absente (une fois sur 2).

vi. Paraclinique :

– À visée diagnostique : culture, sérodiagnostic chlamydia (renouveler dans 15 jours)

– Bilan de retentissement :

– NFS (leucocytose franche) ;

– VS (accélérée), échographie ;

– Cœlioscopie (visualiser l'aspect anatomie pathologique) ;

– Bilan à double visée (diagnostique et évolutive) : cœlioscopie.

51.4. Diagnostic différentiel

– En fonction des cas de figure :

– Face à la pelvialgie non cyclique : torsion d'un kyste de l'ovaire, nécrobiose ;

– Leucorrhée purulente : avortement septique ;

– Métrorragies : dystrophie ovarienne, polype endométriale, hyperplasie endomètre ;

– Fièvre : paludisme, pyélonéphrite.

51.5. Traitement

51.5.1. Préventif

– Prévention des infections sexuellement transmissibles ;

– Choix approprié des méthodes contraceptives avec le respect des critères cliniques de recevabilité de l'OMS (https://iris.who.int/bitstream/handle/10665/204135/WHO_RHR_15.07_fre.pdf)

– Bonnes pratiques d'asepsie.

51.5.2. Curatif

– Le traitement de la maladie inflammatoire pelvienne dépend de sa sévérité et peut nécessiter le repos au lit, abstinence sexuelle, la prise en charge du partenaire, et l'ablation du dispositif intra-utérin qui est un corps étranger pouvant entretenir l'infection

– Sur le plan pharmacologique, le traitement curatif de la maladie inflammatoire pelvienne impose une combinaison antibiotique et d'anti-inflammatoire (https://www.ncbi.nlm.nih.gov/pmc/articles/PMC8344968/). En 2021,

En 2021, le Center for Disease Control and Prevention (CDC) a mis à jour ses directives de pratique clinique sur le traitement des infections sexuellement transmissibles avec plusieurs options (https://www.cdc.gov/std/treatment-guidelines/screening-recommendations.htm) (annexe 4).

51.6. Pronostic

- ✓ Facteurs pronostiques : sévérité de l'infection ;
- ✓ Résultats pronostiques : choix du protocole et respect du traitement.

La MIP, généralement consécutive à une infection pelvienne, pouvant causer de sérieux dommages, responsables de l'infertilité ; fort heureusement, évitable à travers des comportements sexuels responsables (sans risque).

CONCLUSION

Le raisonnement médical est au cœur de l'identification des problèmes de santé, préalable à leur résolution, le même symptôme pouvant orienter vers une multitude de pathologies. En effet, la frontière entre les manifestations des différentes maladies n'est pas toujours nettement établie. Aussi, le diagnostic final d'une pathologie devra-t-il être la résultante de la conjugaison des différentes manifestations selon le schéma T-ACP, le terrain particulier pouvant se révéler aussi aussi fondamental pour le diagnostic positif que les plaintes et les constatations physiques et paracliniques.

« *Mes grands pas en gynécologie* », avec un accent particulier sur le « *Raisonnement médical et les fiches d'attitude* », propose, aux gynécologues, en formation et/ou néophytes, des pistes susceptibles de faciliter une meilleure acquisition du « savoir-savant », du « savoir-faire » et du « savoir-être » dans ce domaine hautement important de la santé intime, et reproductive de la femme.

« *Les fiches d'attitudes* » proposent au jeune praticien des informations sur la conduite à tenir en situation réelle, face aux préoccupations plus ou moins graves, dans les services de gynécologie. Il pourra ainsi trouver, dans l'une des XVI sections du documents, organisées en 51 chapitres, des pistes de solutions aux problèmes, non seulement de la gynécologie en général, mais également sur la cancérologie gynécologique.

En effet, la maîtrise de la démarche ACP, avec l'implication de la patiente, l'observation avisée du praticien, et l'aide de la technologie de pointe permettra de poser le diagnostic positif. L'ouvrage met un accent particulier sur la maîtrise d'autres concepts comme les *manœuvres*, les *lois*, et les *syndromes*. Des cas de figure sont présentés avec différentes options opérationnelles, ainsi que des attitudes à adopter en fonction des circonstances, susceptibles de contribuer à l'édification du gynécologue, en formation en milieu hospitalier. Ces développements aideront aussi au renforcement des capacités des professionnels de santé déjà formés, leur permettant d'œuvrer avec plus de certitude et de sérénité, pour un diagnostic exact et pointilleux, en vue des solutions, préventives ou curatives.

Malgré la profondeur et l'envergure, « *Mes grands pas en gynécologie* » ne saurait avoir la prétention d'apporter des solutions à tous les problèmes d'apprentissage et de pratique de gynécologie. Aussi le jeune gynécologue obstétricien, le néophyte ou chevronné devra-t-il toujours chercher à résoudre les situations au cas par cas, quand bien même il pourra se référencer, ou mieux se ressourcer, autant que possible, dans « Mes grands pas en gynécologie ».

Par ailleurs, la maîtrise du contenu de l'ouvrage devrait « outiller » le gynécologue en formation, débutant ou chevronné, chercheur, enseignant ou praticien.

ANNEXES

Annexe 1.

Fiche d'évaluation clinique

Date				
Institution				
Apprenant	Nom	Prénoms	Niveau	
Année				
Malade	Nom	Service	Lit	

	Évaluation		Note	Sur
I	Anamnèse et compréhension du problème/	Identification		/5
		Approche humaniste, prise d'observation		/5
		Motif de consultation et histoire de la maladie		/5
		Antécédent, revue des systèmes		/5
				20
II	Examen clinique/	Sémiologie		10
		Recherche de signes cliniques		10
		Résumé syndromique		10
				30
III	Diagnostic/	Hypothèses diagnostiques		/5
		Diagnostic positif		/5
		Diagnostic différentiel		/5
		Discussion des examens paracliniques		/5
				20
IV	Approche thérapeutique et préventive	Principes		/3
		But du traitement		/3
		Moyens		/3
		Méthodes (posologie, durée, effets secondaires)		/3
		Indications (déterminants)		/3
		Indications (conduite pratique)		/3
		Surveillance		/3
		Évolution		/3
		Résultats, complications, pronostic		/3
		Prévention		/3
				/30
	TOTAL (I + II + III + IV)			100

Nom et signature du président________________________.

Annexe 2.

Indice de Karnofsky

Cotation	Évaluation	Signification
100 %	– Pas de signe(s) de maladie.	Totalement autonome
90 %	– Capable d'activités normales ; – Signes discrets de maladie.	
80 %	– Activité normale avec efforts ; – Signes mineurs de maladie.	Semi-autonome
70 %	– capable de se prendre en charge, – Mais incapable de mener une activité normale ou un travail	
60 %	– Occasionnellement besoin d'aide, mais capable de prendre en charge la plupart de ses besoins médicaux usuels.	
50 %	– Nécessite une aide suivie et des besoins médicaux fréquents	Semi-autonome
40 %	– Handicapé – Besoin d'aide et de soins particuliers	Dépendant
30 %	– Sévèrement handicapé	Très dépendant
20 %	– Très malade, soutien actif, absence totale d'autonomie	
10 %[2]	– Moribond, processus fatal progressant rapidement	
0 %	– Inactifs	Décédé ?

Source : https://fr.wikipedia.org/wiki/%C3%89chelle_de_performance#%C3%89chelle de_Karnofsky

Annexe 3.

Indice/échelle de performance de l'OMS

Indice	Signification	Description
0	Asymptomatique	Activité normale : aucune restriction à poursuivre les activités antérieures à l'affection.
1	Symptomatique	Difficulté pour les activités physiques soutenues, mais capable de se déplacer sans assistance et d'assurer un travail léger ou sédentaire (travail de bureau, le ménage par exemple).
2	Symptomatique	Alité.e moins de 50 % de la journée (capable de se déplacer sans aide et de s'occuper des activités légères).
3	Symptomatique	Alité.e plus de 50 % de la journée, sans y être confiné (capable de prendre soin de soi-même de manière limitée, alité ou confiné au fauteuil plus de 50 % de la journée).
4		Confiné.e au lit ou au fauteuil. Totalement dépendant, incapable de prendre soin de lui ou d'elle-même.
5	Décès	

Source : https://fr.wikipedia.org/wiki/%C3%89chelle_de_performance#%C3%89ch elle _de_Zubrod_ECOG/OMS

Annexe 4.

Recommandations CDC pour le traitement des infections sexuellement transmissibles

En 2021, le Center for Disease Control and Prevention (CDC) a mis à jour ses directives de pratique clinique sur le traitement des infections sexuellement transmissibles. Quelques protocoles sont ci-après recommandés.

Protocole A

i. Ceftriaxone 1 g IV toutes les 24 heures PLUS
ii. Doxycycline à 100 mg PO ou IV toutes les 12 heures PLUS
iii. Métronidazole à 500 mg PO ou IV toutes les 12 heures

Protocole B

i. Céfotétane à 2 g IV toutes les 12 heures PLUS
ii. Doxycycline à 100 mg PO ou IV toutes les 12 heures

Protocole C

i. Céfoxitine à 2 g IV toutes les 6 heures PLUS
ii. Doxycycline à 100 mg PO ou IV toutes les 12 heures

Protocole D

i. Ampicilline-sulbactam à raison de 3 g IV toutes les 6 heures PLUS
ii. Doxycycline à 100 mg PO ou IV toutes les 12 heures

Protocole E

i. Clindamycine à 900 mg IV toutes les 8 heures PLUS
ii. Dose de charge de gentamicine IV ou IM (2 mg/kg de poids corporel), suivie d'une dose d'entretien (1,5 mg/kg de poids corporel) toutes les 8 heures ; peut remplacer une dose quotidienne unique (3-5 mg/kg de poids corporel)

Protocole F

i. Ceftriaxone à 500 mg IM en une seule dose (pour les personnes pesant ≥150 kg, administrer 1 g de ceftriaxone) PLUS
ii. Doxycycline à 100 mg PO BID pendant 14 jours avec métronidazole à 500 mg PO BID pendant 14 jours

Protocole G

i. Céfoxitine à 2 g IM en dose unique et probénécide à 1 g PO administrés simultanément en une seule dose PLUS

ii. Doxycycline à 100 mg PO BID pendant 14 jours avec métronidazole à 500 mg PO BID pendant 14 jours

Protocole H

i. Autres céphalosporines parentérales de troisième génération (p. ex., ceftizoxime, céfotaxime) PLUS
ii. Doxycycline à 100 mg PO BID pendant 14 jours avec métronidazole à 500 mg PO BID pendant 14 jours

RÉFÉRENCES

Acheampong K., Baffour-Awuah D., Ganu D., Appiah S., Pan X, Kaminga A., Liu A. (2019) Prevalence and Predictors of Dysmenorrhea, Its Effect, and Coping Mechanisms among Adolescents in Shai Osudoku District, Ghana. *Obstet Gynecol Int* 2019 5834159, doi : 10.1155/2019/5834159 [doi]

Ahmed HM, Khan M., Yasmin F, Jawaid H., Khalid H, Shigri A., Nawaz F., Hasan CA (2020) Awareness Regarding Causes of Infertility Among Out-patients at a Tertiary Care Hospital in Karachi, Pakistan. *Cureus* **12** (4) : e7685, doi : 10.7759/cureus.7685 [doi]

Akervall S., Al-Mukhtar O.J., Molin M., Gyhagen M. (2020) Symptomatic pelvic organ prolapse in middle-aged women : a national matched cohort study on the influence of childbirth. *Am J. Obstet Gynecol* **222** (4) : 356, doi : S0002-9378(19)31224-4 [pii] ;10.1016/j.ajog.2019.10.007 [doi]

Alijahan R., Kordi M., Poorjavad M., Ebrahimzadeh S. (2014) Diagnostic accuracy of maternal anthropometric measurements as predictors for dystocia in nulliparous women. *Iran J. Nurs Midwifery Res* **19** (1) : 11–18

AlSheef M., Aboauf H. A., Zaidi A. R. Z., AlFayyad I. (2019) Association of Mondor's disease with oral contraceptive pills. *BMJ Case Rep* **12** (12) : doi : 12/12/e232158 [pii] ;10.1136/bcr-2019-232158 [doi]

Atar R. V., Yildiz I., Topcu B., Elbuken G., Zuhur S. S. (2020) The frequency of Cushing's disease, ACTH-independent Cushing's syndrome and autonomous cortisol secretion among Turkish patients with obesity. *North Clin Istanb.* **7** (3) : 214–221, doi : 10.14744/nci.2019.54771 [doi] ;NCI-7-214 [pii]

Assoumou Obiang P., Makoyo Opheelia, Minkobame Z. M. U. P., Eya'ama R., Ntsame Mezui J. E., Mewie A., Minto'o E. J., Bang Ntamack J. A., Meye J.-F. (2024). Aspects épidémiologiques des femmes hospitalisées pour myomes utérins à Libreville. Health Sci Dis 25 (4) : 95–100

Baid S., Joshi A. (2019) A case of Mayer Rokitansky Kuster Hauser syndrome. *Int J. Radiol. Diag. Imaging* **2** (2) : 81–84

Bansal R., Aggarwal N. (2019) Menopausal Hot Flashes : A Concise Review. *J Midlife Health* 10 (1) : 6–13, doi : 10.4103/jmh.JMH_7_19 [doi] ;JMH-10-6 [pii]

Ben S. T, Tougorti M., Bziouech S., Lamloum M., Khanfir M., Ben G., I., Houman M. H. (2018) [Etiological profile of secondary Raynaud's phenomenon in an internal medicine department. About 121 patients]. *J Med Vasc* **43**(1) : 29–35, doi : S2542-4513(17)30328-0 [pii] ;10.1016/j.jdmv.2017.11.005 [doi]

Betterle C., Presotto F., Furmaniak J. (2019) Epidemiology, pathogenesis, and diagnosis of Addison's disease in adults. *J. Endocrinol Invest* **42** (12) : 1407–1433, doi : 10.1007/s 40618-019-01079-6 [doi] ;10.1007/s40618-019-01079-6 [pii]

Biais M., Carrié C., Vallé B., Morel N., Delaunay F., Revel P. (2013). Le choc hypovolémique. Sess Commune Sfmusrlf Urgences 1–13.

Bibi K., Azim P., Kifayatullah M., Shakeel F., Aamir M. (2020) Primary amenorrhea in females attending gynaecological outpatient of a tertiary care hospital at Peshawar. *J. Pak. Med. Assoc.* **70** (5) : 888–891, doi : 9834 [pii] ;10.5455/JPMA.24317 [doi]

Blanc B., Siproudhis L. (2005), *Pelvipérinéologie.* Springer-Verlag : Paris

Blomquist J. L., Carroll M., Munoz A., Handa V. L. (2020) Pelvic floor muscle strength and the incidence of pelvic floor disorders after vaginal and cesarean delivery. *Am J. Obstet Gynecol* **222** (1) : 62, doi : S0002-9378(19)31001-4 [pii] ;10.1016/j.ajog.2019.08.003 [doi]

Boonjunwetvat D., Chakkabat P., Techanithisawat P., Chatamra K. (2019) Mondor's disease secondary to abscess in the axillary region. *Breast J* **25** (4) : 746–748, doi : 10.1111/tbj.13330 [doi]

Boonlikit S. (2016) Performance of the abbreviated Reid colposcopic index in prediction of high-grade lesions. *Int J. Gynaecol. Obstet.* **134** (1) : 41–44, doi : S0020-7292(16)30037-6 [pii] ;10.1016/j.ijgo.2015.10.025 [doi]

Bricou A., Frimigacci D., Demaria F., Sakr R., Benifla J.-L. (2009) Les dyspareunies organiques. *Pelvi-Périnéologie* **4** (2) : 153–157

Broen A. N., Moum T., Bodtker A. S., Ekeberg O. (2005) The course of mental health after miscarriage and induced abortion : a longitudinal, five-year follow-up study. *BMC Med* 3 18, doi : 1741-7015-3-18 [pii] ;10.1186/1741-7015-3-18 [doi]

Buffat J. (2005) [Why women consult sexologists : an approach for practicing physicians]. *Rev Med Suisse* 1 (11) : 754–761

Carugno J. (2020) Clinical management of vaginal bleeding in postmenopausal women. *Climacteric* 1–7, doi : 10.1080/13697142.2020.1739642 [doi]

Chasset S., Leonard F., Taurelle R. (1998) [Pelvic pain in women. Diagnostic trends]. *Rev Prat* **48** (13) : 1465–1468.

Clouqueur E., Lucot J.-P., Collinet P., Cosson M. (2008), Dyspareunies postopératoires. *Pelvi-Périnéologie* **3** (3) : 199-2003,

Colet P., Aimagambetova G., Kossybayeva K. (2020) Evidence-based inpatient postnatal care among women in a national hospital in Kazakhstan : a best practice implementation project. *Int J. Evid Based Healthc*, doi : 10.1097/XEB.0000000000000234 [doi]

Collineta P., Jourdain M. (2007) The HELLP syndrom. *Réanimation* **16** 386–92

Cortesse A, Cardot V. (2007) [Recommendations for the clinical evaluation of non-neurological female urinary incontinence]. *Prog Urol* **17** (6 Suppl 2) : 1242-1251

Cortet-Rudelli C., Dewailly D. (2001) Spanioménorrhée et hyperandrogénie à l'adolescence : Gynécologie de l'adolescente. *Rev. Int. Pédiatrie* **315** 6–8

Cueva F., Caicedo A., Hidalgo P. (2020) A Need for Standardization of the Diagnosis and Treatment of Pelvic Inflammatory Disease : Pilot Study in an Outpatient Clinic in Quito, Ecuador. *Infect Dis Obstet Gynecol* 2020 5423080, doi : 10.1155/2020/5423080 [doi]

De Alencastro L., Clair C., Locatelli I., Ebell M. H., Senn N. (2017) Raisonnement clinique : de la théorie à la pratique. *Rev Med Suisse* **13** 986-9

Delarue T., Baty A., Foissey A. (1988) [Menorrhagia, metrorrhagia and the endometrium. Apropos of 300 cases]. *J Gynecol Obstet Biol Reprod (Paris)* **17** (1) : 57-64.

Diaa El-Mowafi (1995) Dysmenorrhoea. In *Gynecology simplified*, Diaa El-Mowafi (ed) Dar Elwafaa : Mansoura 82–86.

Diallo A, Sy T, Conte I, Sanogo F, Diallo TS (2022). Fibromyome utérin : aspects socio - démographiques, cliniques et prise en charge chirurgicale dans le service de gynécologie-obstétrique de l'hôpital national Ignace-Deen du CHU de Conakry en Guinée 23 (2) : 31-36.

Dohbit JS, Meka E., Tochie J. N., Kamla I, Mwadjie D., Foumane P. (2017) A case report of bicornis bicollis uterus with unilateral cervical atresia : an unusual aetiology of chronic debilitating pelvic pain in a Cameroonian teenager. *BMC Womens Health* 17 (1) : 39, doi : 10.1186/s 12905-017-0396-9 [doi] ;10.1186/s12905-017-0396-9 [pii].

Du X., Liu L., Wang X., Zhang J., Ni G, Hao R, Liu J., Liu Y. (2019) Trichomonas Detection in Leucorrhea Based on VIBE Method. *Comput Math Methods Med* 2019 5856970, doi : 10.1155/2019/5856970 [doi].

Dupont C., Aegerter P., Foucaut AM, Reyre A, Lhuissier F. J., Bourgain M., Chabbert-Buffet N, Cedrin-Durnerin I, Selleret L., Cosson E., Levy R. (2020) Effectiveness of a therapeutic multiple-lifestyle intervention taking into account the periconceptional environment in the management of infertile couples : study design of a randomized controlled trial – the PEPCI study. *BMC Pregnancy Childbirth* **20** (1) : 322, doi : 10.1186/s 12884-020-2855-9 [doi] ;10.1186/s12884-020-2855-9 [pii]

Duska L. R., Kohn E. C. (2017) The new classifications of ovarian, fallopian tube, and primary peritoneal cancer and their clinical implications. *Ann Oncol* **28** (suppl_8) : viii8-viii12, doi : S0923-7534(20)34656-1 [pii] ;10.1093/annonc/mdx445 [doi]

Egbe T. O., Kobenge F. M., Metogo M. J. A., Nyemb J. E., Mbu R. E. (2019) A case of Mayer-Rokitansky-Kuster-Hauser syndrome in law-resource tertiary hospital in Doual, Cameroon. *SAGE Open Med Case Reports* **7** 1–4

Engstrom J. L., Chen E. H. (1984) Prediction of birthweight by the use of extrauterine measurements during labor. *Res Nurs Health* **7** (4) : 315–323, doi : 10.1002/nur.4770070410 [doi]

Esteireiro AS, Bicho A (2020) Raynaud's phenomenon in paediatric age. *BMJ Case Rep* 13 (1) : doi : **13**/1/e233596 [pii] ;10.1136/bcr-2019-233596 [doi]

Fagioli R, Vitagliano A, Carugno J, Castellano G, De Angelis MC, Di Spiezio SA (2020) Hysteroscopy in postmenopause : from diagnosis to the management of intrauterine pathologies. *Climacteric* 1–9, doi : 10.1080/13697142.2020.1754387 [doi]

Fattorusso V., Ritter O. (1990), Troubles de la miction. In *Vademecum clinique*, Fattorusso V., Ritter O (eds), pp. 699–702. Masson : Paris,

Fernandez H., Benifla J. L., Lelaidier C., Baton C, Frydman R. (1993) Methotrexate treatment of ectopic pregnancy : 100 cases treated by primary transvaginal injection under sonographic control. *Fertil Steril* **59** (4) : 773–777, doi : S0015-0282(16)55858-0 [pii] ;10.1016/s0015-0282(16)55858-0 [doi]

FNCLCC (2001) *Cancers du sein infiltrants non métastatiques. Standards, options et recommandations.* John Libbey Eurotext : Paris

Fouedjio JH, Fouelifack FY, Nnang NA, Mbu RE (2016) [Epidemiological, clinical and therapeutic aspects of supposed benign ovarian tumors at the Central Hospital of Yaounde]. *Pan Afr Med J* **25** 207, doi : 10.11604/pamj.2016.25.207.9939 [doi] ;PAMJ-25-207 [pii]

Fournel L. (2017). Les infections du site opératoire. Rev Francoph Cicatrisation 1(2) :27–30.

Fournie A., Lefebvre-Lacoeuille C., Cotici V., Harif M., Descamps P. (2007) [The fundal height measurements in single pregnancies and the detection of fetal growth retardation]. *J. Gynecol Obstet Biol Reprod (Paris)* **36** (7) : 625–630, doi : S0368-2315(07)00083-X [pii] ;10.1016/j.jgyn.2007.01.011 [doi]

Fulare S., Deshmukh S., Gupta J. (2020) Androgen Insensitivity Syndrome : A rare genetic disorder. *Int J Surg Case Rep*, doi : S2210-2612(20)30044-4 [pii] ;10.1016/j.ijscr.2020.01.032 [doi]

Gaglliardi, L. Síndrome Mayer-Rokitansky-Küster-Hauser. https://www.argus.com.ar/detalle-caso.php?id=136 [updated on 9 August 2019 ; retrieved on 22 June 2020].2019.Argus Diagnosrico Medico.

Ganie MA, Rashid A., Sahu D., Nisar S., Wani IA, Khan J. (2020) Prevalence of polycystic ovary syndrome (PCOS) among reproductive-age women from Kashmir Valley : A cross-sectional study. *Int J. Gynaecol Obstet* **149** (2) : 231–236, doi : 10.1002/ijgo.13125 [doi]

Garner JS, Jarvis W.R., Emori T. G., Horan TC, Hughes J. M. (1988). CDC definitions for nosocomial infections, 1988. Am J Infect Control 16(3) :128–142.

Gordon DJ, Emeruwa CJ, Weiss J. P. (2019) Management Strategies for Nocturia. *Curr Urol Rep* **20** (11) : 75, doi : 10.1007/s 11934-019-0940-2 [doi] ;10.1007/s 11934-019-0940-2 [pii]

Gourc C., Gignoux L., Simon E., Haas H. (2014) Prise en charge des ménométrorragies aux urgences pédiatriques en France. *Arch. Pédiatrie* **21** (5) : 885

Grangier L., Aerts L., Pluchino N. (2019) [Clinical investigation of sexual pain in patients with endometriosis]. *Rev Med Suisse* **15** (668) : 1941–1944, doi : RMS0668-007 [pii]

Groheux D., Hindie E., Baillet G., Hennequin C., Misset J.-L., Sarandi S., Toubert M. E., Barre E., Moretti J.-L. (2009). Intérêts de la TEP-TDM pour le cancer du col de l'utérus 96(2) : 199-211.

Grigsby P. W., Massad L. S., Mutch D. G., Powell M. A., Thaker P. H., McCourt C, Hagemann A., Fuh K., Kuroki L., Schwarz J. K., Markovina S., Lin A. J., Dehdashti F., Siegel B. A. (2020) FIGO 2018 staging criteria for cervical cancer : Impact on stage migration and survival. *Gynecol Oncol* **157** (3) : 639–643, doi : S0090-8258(20)30252-3 [pii] ;10.1016/j.ygyno.2020.03.027 [doi]

Guie P., Iovenitti P., N'guessan K, Tegnan J, Koffi K., Carta G., Anongba S. (2008) Tuberculosis of the cervix and infertility : report of a rare case. *Clin Exp Obstet Gynecol* 35 (2) : 149–150

Gutmann L., Piechaud M., Garcia A., Chatelain R, Goldstein FW, Acar J. F. (1977). Les infections postopératoires à Flavobacterium. Médecine Mal. Infect. 7(11) : 482–485.

Hacker NF (2009) Revised FIGO staging for carcinoma of the vulva. *Int J. Gynaecol Obstet* **105** (2) : 105–106, doi : S0020-7292(09)00088-5 [pii] ;10.1016/j.ijgo.2009.02.011 [doi]

Herlin M., Bjorn AM, Rasmussen M., Trolle B., Petersen MB (2016) Prevalence and patient characteristics of Mayer-Rokitansky-Kuster-Hauser syndrome : a nationwide registry-based study. *Hum Reprod* **31** (10) : 2384–2390, doi : dew220 [pii] ;10.1093/humrep/dew220 [doi]

Higgs, J. and Mark, J. Clinical Reasoning in the Health Professions. 2. 2000. Btterworth-Heinemann, Oxford.

Horn LC, Bilek K. (1997) Histologic classification and staging of gestational trophoblastic disease. *Gen Diagn Pathol* **143** (2–3) : 87–101

Horn LC, Brambs CE, Opitz S., Ulrich U. A., Höhn A. K. (2019). The 2019 FIGO classification for cervical carcinoma-what's new? Pathology. Nov. 2019 ;40(6) :629–642. doi : 10.1007/s00292-019-00675-w

Kacar C. K., Uzundere O., Yektas A. (2019) A Two Parameters for the Evaluation of Hypovolemia in Patients with Septic Shock : Inferior Vena Cava Collapsibility Index (IVCCI), Delta Cardiac Output. *Med Sci Monit* **25** 8105–8111, doi : 919434 [pii] ;10.12659/MSM.919434 [doi]

Karnofsky D. A., Burchenal J. H. (1949) "The Clinical Evaluation of Chemotherapeutic Agents in Cancer" In : MacLeod C. M. (Ed), Evaluation of Chemotherapeutic Agents. Columbia University Press, page 196.

Kasia J. M., Ngowa J. D., Mimboe Y. S., Toukam M., Ngassam A., Noa C. C., Belinga E., Medou A. (2016) Laparoscopic Fimbrioplasty and Neosalpingostomy in Female Infertility : A Review of 402 Cases at the Gynecological Endoscopic Surgery and Human Reproductive Teaching Hospital in Yaounde-Cameroon. *J. Reprod Infertil* 17 (2) : 104–109

Kemfang Ngowa JD, Yomi J., Kasia J.M., Mawamba Y., Ekortarh AC, Vlastos G. (2011) Breast Cancer Profile in a Group of Patients Followed up at the Radiation Therapy Unit of the Yaounde General Hospital, Cameroon. *Obstet Gynecol Int* 2011 143506, doi : 10.1155/2011/143506 [doi]

Kingsberg S. A., Simon J.A. (2020) Female Hypoactive Sexual Desire Disorder : A Practical Guide to Causes, Clinical Diagnosis, and Treatment. *J Womens Health (Larchmt)*, doi : 10.1089/jwh.2019.7865 [doi]

Kongnyuy EJ, Mbu RE (2007) Comment on "Predicting term birth weight using ultrasound and maternal characteristics" Eur J Obstet Gynecol Reprod

Biol 2006 ;128(1-2) :231-242. *Eur J. Obstet Gynecol Reprod Biol* **133** (1) : 119, doi : S0301-2115(07)00095-4 [pii] ;10.1016/j.ejogrb.2007.02.015 [doi]

Laitinen EM, Vaaralahti K., Tommiska J., Eklund E., Tervaniemi M., Valanne L, Raivio T. (2011) Incidence, phenotypic features and molecular genetics of Kallmann syndrome in Finland. *Orphanet J. Rare Dis* **6** 41, doi : 1750-1172-6-41 [pii] ;10.1186/1750-1172-6-41 [doi]

Lall P., Choudhury P., Thakurta K. G. (2008) Cryptomenorrhoea due to imperforated membrane resulting haematocolpos : a case report. *Calcutta Med J* **85** (7–8) : 88–90.

Lansac J., Lecompte P., Marret H. (2007a), Algies pelviennes. Dans *Gynécologie pour le praticien*, Lansac J., Lecompte P., Marret H. (eds), pp. 321-42. MASSON : Paris

Lansac J., Lecompte P., Marret H. (2007b), Les salpingites aiguës non tuberculeuses. Dans *Gynécologie pour le praticien*, pp. 173-181. Masson : Paris

Lansac J., Lecompte P., Marret H. (2007c) Procréatique. Dans *Gynécologie pour le praticien.*, Lansac J., Lecompte P., Marret H. (eds), pp. 339-356. Masson :

Lavaud M-C (1994), Le test postcoïtal. Andrologie. 1994 ; 4(3) : 346.

Lecointre L., Lodi M., Molière S., Gantzer J., Eberst L., Menoux I., Le Van Quyen P., Averous G., Akladios C., Baldauf J.-J, (2021). Prise en charge des cancers du col de l'utérus de stades III et IV. 1064(21)42791-X

Le Maout G. (1999), Méthodes d'observation. Dans *Le raisonnement médical en Gynécologie-Obstétrique*, pp. 17-24. Maloine : Paris

Leslie S. W,. D'Andrea V., Sajjad H., Singh S. (2020) Nocturia., doi : NBK518987 [bookaccession]

Lippa N., Ferron S., Hurtevent-Labrot M. (2015) Les écoulements mamelonnaires. *J. Radiol. Diag. Int* **96** (5) : 434-450

Lord M. Sahni M. (2020) Amenorrhea, Secondary, doi : NBK431055 [book accession]

Marret H., Fauconnier A., Dubernard G., Misme H., Lagarce L., Lesavre M., Fernandez H., Mimoun C., Tourette C., Curinier S., Rabishong B., Agostini A. (2016) Overview and guidelines of off-label use of methotrexate in ectopic pregnancy : report by CNGOF. *Eur J. Obstet Gynecol Reprod Biol* **205** 105-109, doi : S0301-2115(16)30816-8 [pii] ;10.1016/j.ejogrb.2016.07.489 [doi]

Matanyi S. (1992) Promotion of epithelialization of the uterine cervix surface following cryotherapy. *Acta Chir Hung* **33** (1-2) : 187-189

Mathe G., Richet G. (1981), Principaux signes des maladies du rein et de l'appareil excréteur. Dans *Sémiologie médicale*, Mathe G., Richet G. (eds), pp. 212-213. Flammarion : Paris

Mboudou E, Morfaw FL, Foumane P, Sama JD, Mbatsogo BA, Minkande JZ (2014) Gynaecological laparoscopic surgery : eight years' experience in the Yaounde Gynaeco-Obstetric and Paediatric Hospital, Cameroon. *Trop Doct* **44**(2):71–76,doi:0049475513517116 [pii] ;10.1177/0049475513517116 [doi]

Medbullets Team. Sheehan Syndrome. https://www.step1.medbullets.com/endocrine/109027/sheehan-syndrome [updated, 8 juin 2029 ; retrieved, 22 juin 2020].2019.

Meyer P (1983), *Physiologie humaine*. Flammarion Medecine-Sciences : Paris.

Mohamad N, Sulaiman Z, Tengku Ismail TA, Ahmad S (2020) Bloody Nipple Discharge Post Delivery : A Case of "Rusty Pipe Syndrome". *Korean J Fam Med*, doi : kjfm.20.0057 [pii] ;10.4082/kjfm.20.0057 [doi]

Montavon SC, Mirza U, Schotzau A., Mackay G., Fink D, Hacker NF, Heinzelmann-Schwarz V. (2018) Impact of the new FIGO 2013 classification on prognosis of stage I epithelial ovarian cancers. *Cancer Manag Res* 10 4709–4718, doi : 10.2147/CMAR.S174777 [doi] ;cmar-10-4709 [pii]

Moran C., Tena G, Moran S., Ruiz P., Reyna R, Duque X. (2010) Prevalence of polycystic ovary syndrome and related disorders in Mexican women. *Gynecol Obstet Invest* **69** (4) : 274–280, doi : 000277640 [pii] ;10.1159/000277640 [doi]

Nakame R. M., Kiwanuka F., Robert A. (2019) Dysmenorrhoea among students aged 18–45 years attending University in Uganda : A cross-sectional multicenter study of three Universities in Uganda. *Nurs Open* **6** (2) : 268–275, doi : 10.1002/nop2.207 [doi] ;NOP2207 [pii]

Naletto L., Frigo A., Ceccato F., Sabbadin C., Scarpa R., Presotto F., Dalla CM, Faggian D., Plebani M., Censi S., Manso J., Furmaniak J., Chen S., Rees SB, Masiero S., Pigliaru F., Boscaro M., Scaroni C., Betterle C. (2019) THE NATURAL HISTORY OF AUTOIMMUNE ADDISON'S DISEASE FROM THE DETECTION OF AUTOANTIBODIES TO DEVELOPMENT OF THE DISEASE : A LONG FOLLOW-UP STUDY ON 143 PATIENTS. *Eur J. Endocrinol*, doi : 10.1530/EJE-18-0313 [doi] ;EJE-18-0313.R3 [pii]

Nkwabong E., Dingom M. A. (2015) Acute Pelvic Inflammatory Disease in Cameroon : A Cross-Sectional Descriptive Study. *Afr J. Reprod Health* **19** (4) : 87–91

Ogunranti JO (1990) Fundal height in normal pregnant Nigerian women : anthropometric gravidogram. *Int J. Gynaecol Obstet* **33** (4) : 299–305, doi : 10.1016/0020-7292(90)90514-l [doi]

Oken MM, Creech R. H., Tormey DC, Horton J., Carbone PP *et al. (1982)* “Toxicity and response criteria of the Eastern Cooperative Oncology Group”, *Am J. Clin Oncol*, vol. 5, No. 6, p. 649-55. (PMID 7165009, DOI 10.1097/00000421-198212000-00014) modifier

OMS, SAGO, UNFPA (2010) *Recommandations pour la pratique clinique des soins obstétricaux et néonataux d'urgence en Afrique. Guide du prestataire.*

Parent D, Bossens M, Bayot D., Kirkpatrick C., Graf F, Wilkinson FE, Kaiser RR (1996) Therapy of bacterial vaginosis using exogenously-applied Lactobacilli acidophili and a low dose of estriol : a placebo-controlled multicentric clinical trial. *Arzneimittelforschung* **46** (1) : 68–73

Pecorelli S. (2009) Revised FIGO staging for carcinoma of the vulva, cervix, and endometrium. *Int J. Gynaecol Obstet* **105** (2) : 103–104, doi : 10.1016/j.ijgo.2009.02.012 [doi]

Polis C. B., Cox CM, Tuncalp O., McLain AC, Thoma ME (2017) Estimating infertility prevalence in low-to-middle-income countries : an application of a current duration approach to Demographic and Health Survey data. *Hum Reprod* **32** (5) : 1064–1074, doi : 2996604 [pii] ;10.1093/humrep/dex025 [doi]

Prat J, FIGO (2014) Staging classification for cancer of the ovary, fallopian tube, and peritoneum. *Int J. Gynaecol Obstet* **124** (1) : 1–5, doi : S0020-7292(13)00520-1 [pii] ;10.1016/j.ijgo.2013.10.001 [doi]

Quevauvilliers J., Fingerhut A., Somogyi A. (2009). Dictionnaire médical. Elsevier, Masson.

Rabischong B., Tran X., Sleiman AA, Larrain D., Jaffeux P., Aublet-Cuvelier B., Pouly JL, Fernandez H. (2011) Predictive factors of failure in management of ectopic pregnancy with single-dose methotrexate : a general population-based analysis from the Auvergne Register, France. *Fertil Steril* **95** (1) : 401-4, 404, doi : S0015-0282(10)02413-1 [pii] ;10.1016/j.fertnstert.2010.08.025 [doi]

Rasquin Leon LI, Mayrin J. V. (2020) Polycystic Ovarian Disease (Stein-Leventhal Syndrome), doi : NBK459251 [book accession]

Reichert J. A., Valle R. F. (1976) Fitz-Hugh-Curtis syndrome : A laparoscopic approach. JAMA 236(3) :266–268.

Righini M., Gerber S., Hohlfeld P., de MP (1999) [Menorrhagia, hypermenorrhea and disorders of hemostasis]. *J Gynecol Obstet Biol Reprod (Paris)* **28** (5) : 413–418, doi : MDOI-JGYN-09-1999-28-5-0368-2315-101019-ART1 [pii]

Saha S., Koley M., Saha S., Singh R., Hossain MM, Pramanik I (2016) Obstetrics and gynecology outpatient scenario of an Indian homeopathic hospital : A prospective, research-targeted study. *J. Tradit Complement Med* **6** (2) : 168–171, doi : 10.1016/j.jtcme.2015.01.003 [doi] ;S2225-4110(15)00021-8 [pii]

Salvador, Z. and Tusseau, M. Caractéristiques du Syndrome de Morris. https://www.invitra.com/fr/syndrome-de-morris/caracteristiques-syndrome-de-morris/ [updated on 10 avril 2019 ; retrieved on 22 juin 2020], 2019.

Sancho-Garnier H, Colonna H (2019). Épidémiologie des cancers du sein. Presse Méd 48 (10) : 1076-1084.

Sando Z., Fouogue JT, Fouelifack F.Y., Fouedjio J.H., Mboudou ET, Essame JL (2014) [Profile of breast and gynecological cancers in Yaounde – Cameroon]. *Pan Afr Med J*17 28, doi : 10.11604/pamj.2014.17.28.3447 [doi] ; PAMJ-17-28 [pii]

Santamaria X., Liu J.H., Aghajanova L., Isaacson K., Movilla P., Fernandez H., Capmas P., Donnez J., Simon C. (2020) Should we consider alternative therapies to operative hysteroscopy for the treatment of Asherman syndrome ?*Fertil Steril* 113 (3) : 511–521, doi : S0015-0282(20)30023-6 [pii] ;10.1016/j.fertnstert.2020.01.022 [doi]

Savas J. A., Pichardo R. O. (2018) Female Genital Itch. *Dermatol Clin* **36** (3) : 225-243, doi : S0733-8635(18)30017-2 [pii] ;10.1016/j.det. 2018.02.006 [doi]

Sawaki M., Shien T., Iwata H. (2019) TNM classification of malignant tumors (Breast Cancer Study Group). *Jpn J Clin Oncol* **49** (3) : 228–231, doi : 5239850 [pii] ;10.1093/jjco/hyy182 [doi]

Scorpiowoman. Klinefelter Syndrome. https://forum.facmedicine.com/threads/klinefelters-syndrome.24963/[updated on, 26 July 2016 ; retrieved on 22 June 2020.].2016.

Sebban, E. L'anatomie du sein — Pathologies bénignes et malignes du sein. https://www.docteur-eric-sebban.fr/cancer-du-sein/diagnostic-cancer-sein/anatomie-et-pathologies-du-sein/ [updated on 26 March 2019 ; retrieved on 22 June 2020], 2019.

Sehnal B., Kmonickova E., Slama J., Tomancova V., Zikan M. (2019a) Current FIGO Staging for Carcinoma of the Cervix Uteri and Treatment of

Particular Stages. *Klin Onkol* **32** (3) : 224–231, doi : 112823 [pii] ;10.14735/amko2019224 [doi]

Sehnal B., Slama J., Kmonickova E., Dubova O., Zikan M. (2019b) The changes in FIGO staging for carcinoma of the cervix uteri. *Ceska Gynekol* **84** (3) : 216–221, doi : 113050 [pii]

SF Endocrino. La maladie de Cushing.http://www.maladiede.com/a-maladie-de-cushing/[updated on, ; retrieved on 4 April 2016 ; 22 June 2020], 2016.

Sharon Lamothe. Infertility answers. https://www.infertilityanswers.net/asherman_syndrome [updated on 11 August 2019 ; retrieved on 22 June 20020].2019.

Sheikh M. M., Jeelani H. M., Farooqi A., Riaz A. (2020) Penile Mondor's Disease : Rare Association With Excessive Masturbation. *Cureus* 12 (5) : e8317, doi : 10.7759/cureus.8317 [doi]

Sibert L, Safsaf A, Rigaud J, Delavierre D, Labat JJ (2010) [Impact of chronic pelvic pain on sexual functions and fertility]. *Prog Urol* **20** (12) : 917–921, doi : S1166-7087(10)00270-8 [pii] ;10.1016/j.purol.2010.08.015 [doi]

Singh S., Gupta V., Modi S., Rana P, Duhan A., Sen R (2010) Tuberculosis of uterine cervix : a report of two cases with variable clinical presentation. *Trop Doct* **40** (2) : 125–126, doi : 40/2/125 [pii] ;10.1258/td.2009.090423 [doi]

Sirmans SM, Pate KA (2013) Epidemiology, diagnosis, and management of polycystic ovary syndrome. *Clin Epidemiol* 6 1-13, doi : 10.2147/CLEP.S37559 [doi] ;clep-6-001 [pii]

Sisovska I, Minar L, Felsinger M, Anton M, Bednarikova M, Hausnerova J, Jandakova E, Weinberger V (2017) [Current FIGO staging classification for cancer of ovary, fallopian tube and peritoneum]. *Ceska Gynekol* **82** (3) : 230–236, doi : 61083 [pii]

Stjernbrandt A, Pettersson H, Liljelind I, Nilsson T, Wahlstrom J (2019) Raynaud's phenomenon in Northern Sweden : a population-based nested case-control study. *Rheumatol Int* **39** (2) : 265–275, doi : 10.1007/s 00296-018-4133— y [doi] ;10.1007/s00296-018-4133-y [pii]

Sun D, Tang L., Xing H., Zhang L., Zhang L. (2020) Recurrent borderline phyllodes tumor in nipple : a rare case report and review of the literature. *Gland Surg* **9** (2) : 452–458, doi : 10.21037/gs.2020.01.17 [doi] ;gs-09-02-452 [pii]

Suwanthananon C., Inthasorn P. (2020) A comparison of the associations of Reid Colposcopic Index and Swede Score with cervical histology. *J. Obstet Gynaecol Res* **46** (4) : 618–624, doi : 10.1111/jog.14200 [doi]

Tebeu PM, Belinga E, Sama JD, Kenmogne SA, Tchente C, Sandjong I (2020) [Epidemiological, clinical and therapeutic features of acute pelvic pain in female patients hospitalized in the Yaounde Gynaecology-Obstetrics and Pediatrics Hospital]. *Pan Afr Med J* **35** 16, doi : 10.11604/pamj.2020.42.16.14332 [doi] ;PAMJ-35-16 [pii]

Tebeu PM, Pelte MF, Anguenot J.L., Vlastos AT, De Pury R.B., Kinkel K., Megevand E., Schaefer P. (2004a) Krukenberg tumour from an appendiceal carcinoma presenting as a primary ovarian tumour. *West Indian Med J* **53** (6) : 427–428.

Tebeu PM, Petignat P., Mhawech-Fauceglia P. (2009) Gynecological malignancies in Maroua, Cameroon. *Int J. Gynaecol Obstet* **104** (2) : 148–149, doi : S0020-7292(08)00405-0 [pii] ;10.1016/j.ijgo.2008.09.005 [doi]

Tebeu PM, Popowski G.Y., Verkooijen HM, Casals J., Ludicke F., Zeciri G., Usel M., Bouchardy C., Major A. L. (2003) Impact of peritoneal cytology on survival of endometrial cancer patients treated with surgery and radiotherapy. *Br J Cancer* **89** (11) : 2023-6

Tebeu PM, Popowski Y., Verkooijen HM, Bouchardy C., Ludicke F., Usel M., Major A. L. (2004b) Positive peritoneal cytology in early-stage endometrial cancer does not influence prognosis. *Br J Cancer* **91** (4) : 720-4

Tebeu PM.(2018). Techniques chirurgicales des fistules obstétricales et non obstétricales : manuel du praticien. Éditions L'Harmattan.

Tessnow AH, Wilson JD (2010) The changing face of Sheehan's syndrome. *Am J Med Sci* **340** (5) : 402–406, doi : 10.1097/MAJ.0b013e3181f8c6df [doi] ;S0002-9629(15)31455-5 [pii]

Van den Brule F, Wery O, Herman P, Gaspard U (2002) [Towards better investigation of abnormal uterine bleeding and uterine pathologies]. *Rev Med Liege* **57** (5) : 307-309.

Vuille, M. Le désir sexuel des femmes, du DSM à la nouvelle médecine sexuelle. [mis en ligne le 1er décembre 2014, consulté le 6 juin 2020]. https://www.researchgate.net/publication/273279761_Le_desir_sexuel_des_femmes_du_DSM_a_la_nouvelle_medecine_sexuelle. Genre.Sex.Soc.2014.Revues.org.

WHO. [Homepage on the internet]. Rapport mondial sur la santé et la violence [updated on 2002 ; cited on 20th 09 2020. Available from : https://www.who.int/violence_injury_prevention/violence/world_report/en/full_fr.pdf.

Woelber L., Prieske K., Mendling W, Schmalfeldt B., Tietz H. J., Jaeger A (2020) Vulvar pruritus-Causes, Diagnosis and Therapeutic Approach. *Dtsch*

Arztebl Int **116** (8) : 126–133, doi : arztebl.2020.0126 [pii] ;10.3238/arztebl.2020.0126 [doi]

Zeppernick F., Meinhold-Heerlein I (2014) The new FIGO staging system for ovarian, fallopian tube, and primary peritoneal cancer. *Arch Gynecol Obstet* **290** (5) : 839–842, doi : 10.1007/s 00404-014-3364-8 [doi]

Zhang L., Bi S, Du L., Gong J, Chen J., Sun W, Shen X., Tang J., Ren L., Chai G, Wang Z., Chen D. (2020a) Effect of previous placenta previa on outcome of next pregnancy : a 10-year retrospective cohort study. *BMC Pregnancy Childbirth* **20** (1) : 212,
doi : 10.1186/s 12884-020-02890-3 [doi] ;10.1186/s12884-020-02890-3 [pii]

Zhu J. L., Cai Y. Q., Long SL, Chen Z., Mo ZC (2020) The role of advanced glycation end products in human infertility. *Life Sci* **255** 117830, doi : S0024-3205(20)30580-4 [pii] ;10.1016/j.lfs.2020.117830 [doi]

INDEX

TABLE DES MATIÈRES

Structures éditoriales du groupe L'Harmattan

L'Harmattan Italie
Via degli Artisti, 15
10124 Torino
harmattan.italia@gmail.com

L'Harmattan Hongrie
Kossuth l. u. 14-16.
1053 Budapest
harmattan@harmattan.hu

L'Harmattan Sénégal
10 VDN en face Mermoz
BP 45034 Dakar-Fann
senharmattan@gmail.com

L'Harmattan Cameroun
TSINGA/FECAFOOT
BP 11486 Yaoundé
inkoukam@gmail.com

L'Harmattan Burkina Faso
Achille Somé – tengnule@hotmail.fr

L'Harmattan Guinée
Almamya, rue KA 028 OKB Agency
BP 3470 Conakry
harmattanguinee@yahoo.fr

L'Harmattan RDC
185, avenue Nyangwe
Commune de Lingwala – Kinshasa
matangilamusadila@yahoo.fr

L'Harmattan Congo
219, avenue Nelson Mandela
BP 2874 Brazzaville
harmattan.congo@yahoo.fr

L'Harmattan Mali
ACI 2000 - Immeuble Mgr Jean Marie Cisse
Bureau 10
BP 145 Bamako-Mali
mali@harmattan.fr

L'Harmattan Togo
Djidjole – Lomé
Maison Amela
face EPP BATOME
ddamela@aol.com

L'Harmattan Côte d'Ivoire
Résidence Karl – Cité des Arts
Abidjan-Cocody
03 BP 1588 Abidjan
espace_harmattan.ci@hotmail.fr

Nos librairies en France

Librairie internationale
16, rue des Écoles
75005 Paris
librairie.internationale@harmattan.fr
01 40 46 79 11
www.librairieharmattan.com

Librairie des savoirs
21, rue des Écoles
75005 Paris
librairie.sh@harmattan.fr
01 46 34 13 71
www.librairieharmattansh.com

Librairie Le Lucernaire
53, rue Notre-Dame-des-Champs
75006 Paris
librairie@lucernaire.fr
01 42 22 67 13

www.ingramcontent.com/pod-product-compliance
Lightning Source LLC
LaVergne TN
LVHW011250061026
849535LV00005B/1214
* 9 7 8 2 3 3 6 4 6 2 3 8 7 *